JN041391

はじめてとりくむ
管理栄養士の
研究発表・論文作成

谷口英喜 著

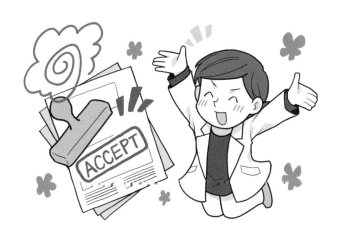

医歯薬出版株式会社

This book is originally published in Japanese
under the title of：

HAJIMETE TORIKUMU KANRIEIYOUSHI-NO KENKYU HAPPYO/RONBUN SAKUSEI
（A Guide for Beginners, Research Presentation and Writing a Paper）

Author,
TANIGUCHI, Hideki M.D.,Ph.D.
　Chairman, Department of Patient Support Center,
　Saiseikai Yokohamashi TOBU Hospital

ISHIYAKU PUBLISHERS，INC.
　7-10, Honkomagome 1 chome, Bunkyo-ku,
　Tokyo 113-8612, Japan

表紙・本文デザイン　株式会社ビーコム
イラスト　　　　　　甲斐麻里恵

●本書は，月刊『臨床栄養』連載「ここが知りたい！　臨床研究・スライド・論文作成のコツ」（2014 年
　1 月号〜同 6 月号）へ大幅に加筆・修正し再構成した『臨床栄養別冊　はじめてとりくむ研究発表・論
　文作成』（2019 年発行）を情報更新して書籍化したものです．

序

//

　著者は，臨床現場で毎日，管理栄養士とともに働いている．彼らが朝早くから夜遅くまで患者さんの栄養管理のために真摯に取り組んでいる姿を目のあたりにして思うことがある．栄養管理が行われている現場は，医師である著者からみたら，症例報告したい・論文にしてまとめてみたい症例の宝庫である．栄養状態と治療経過，栄養状態と薬剤の副作用発生頻度，栄養状態と周術期の合併症発生頻度，栄養介入と各種検査値の推移など，例をあげたらきりがない．しかし，彼らにはそれらが日常業務になっており，強いてまとめてみようという意欲は見られない．あるいは，意欲があっても踏み出せないのかもしれない．おそらくは，日本中どの職場を見ても，同じ状況ではないかと想像される．著者が学術誌の査読を担当している中で，医師や看護師の査読論文の中に，明らかに文体の違う，書き慣れていない論文を目にすることがある．残念なことに，たいていは管理栄養士により投稿された論文である．

　現代社会では，年功序列，経験による組織のピラミッド構成は消えつつある．医療現場でも，業績の評価により，職位が左右される時代に突入した．医療現場でいう業績とは，経験ではなく，最終的には学術論文という形で，可能であれば英文で世界に発信された論文のことである．論文を書くには，臨床研究を立案し倫理委員会の承認を通過させ，臨床試験登録を行い，結果の統計分析を実施する等，多大な労力が必要とされる．業務が忙しくてそんなことはできない，ということは理由にはならない．なぜならば，医療現場ではすべての職種において業務は忙しいものだからである．

　それでは，なぜ，管理栄養士はこれだけ豊富な症例に接していて論文にまとめようとしないのであろうか．答えは，臨床現場における管理栄養士に対する学術支援（臨床研究の立案や論文作成のノウハウ）が十分に実施されていないことが原因であると考える．臨床現場における管理栄養士数は，施設

ごとで見ると数名と少ない配置である．このため，卒後教育の中で学術的支援が実施されることは少なく，その指導者でさえも学術的支援を受けていない場合も少なくない．

　著者は，管理栄養士やその養成校（大学や大学院）の学生に対して短時間の指導を行うだけで，見違えるほどプレゼンテーションスキルや論文作成能力が向上することを，これまでに幾度も経験してきた．学術的支援を受けることがなかった分，彼らの伸びしろは無限大である．幸運にも月刊『臨床栄養』に，「ここが知りたい！　臨床研究・スライド・論文作成のコツ」を6回にわたり連載執筆する機会を得られた．この連載内容をさらにパワーアップさせ，これまで現場の管理栄養士や養成校の学生に対して指導してきたことの集大成を1冊にまとめ上げたものが本書である．学術的な支援を受けてこなかった現場の管理栄養士が，これから卒論研究を行う養成校の学生が，そして未だ研究発表・論文化に不安を抱えている管理栄養士が，本書を読むことで臨床研究・スライド・論文作成のコツをつかめた，といってもらえる1冊に仕上げたつもりである．本書を手に取り学んだ管理栄養士が，学会の壇上や学術誌の誌面で活躍することを願いたい．

目次

序 ……………………………………………………………………………………………………… iii

プロローグ　学会発表や論文執筆により
　自分の成果を世に知らしめてみよう ………………………………………………… 1

第1章　まずはプレゼンテーションスキルを身に付けよう　5

口頭発表の極意，教えます　6

プレゼンで緊張しないようにするために
　プレゼン前に心がけるとよい3つのポイント ……………………………………… 6
　　自分のバイタルサインを安定させる ……………………………………………… 6
　　口渇感をとる …………………………………………………………………………… 7
　　歩幅を広くとって立つ ………………………………………………………………… 7

とてもよいプレゼンだったと聴衆に気持ちよく帰ってもらえるために
　プレゼン中に心がけるとよい5つのポイント ……………………………………… 8
　　読み原稿をもたない …………………………………………………………………… 8
　　自分の言葉で伝える …………………………………………………………………… 8
　　自分のエピソードやデータを入れる ……………………………………………… 9
　　聴衆全員の目を見て話す ……………………………………………………………… 9
　　時間厳守，予定より少し早く終わる ……………………………………………… 10

伝わりやすい話し方の5つのポイント …………………………………………………… 10
　　ゆっくり話すように心がける ……………………………………………………… 10
　　「えーっと」，「えー」，「あー」は禁句 ……………………………………… 12
　　短文で述べる ………………………………………………………………………… 12
　　大きな声で聞き取りやすいように伝える ……………………………………… 13
　　簡単な言葉で伝える ………………………………………………………………… 13

わかりやすいプレゼンにするための会話術
──マスコミから学んだプレゼンの 5 つの極意 ……………………… 13
　自分が話す言葉は徹底的に理解する …………………………………… 13
　時間があればひたすら練習する ………………………………………… 14
　聞き取りやすいスピードで話す ………………………………………… 14
　抑揚と "間" がポイント ………………………………………………… 15
　本番後も勉強を怠らない ………………………………………………… 15

文章の書き方の極意，教えます　　　17

文章を書く前に心がけるとよい 5 つのポイント ………………………… 17
　おもしろい文章を書こうと気張らない ………………………………… 17
　まずは先人の文章を読みあさる ………………………………………… 17
　起承転結を意識して書く ………………………………………………… 18
　論文は決まった構成で書く ……………………………………………… 18
　安心してください，論文は一人で書くものではありません ………… 19
文章をうまく見せる 10 のポイント ……………………………………… 20
　短文を心がける ………………………………………………………… 20
　接続語の「……が，……」は使用しない …………………………… 20
　「そして」，「さて」，「だが」などの接続詞，「この」，「それ」，「これら」
　　などの代名詞はできるだけ使用しない ……………………………… 20
　主語と述語を明確にする ………………………………………………… 20
　「およそ」，「だろう」などの不確定な表現は使用しない …………… 21
　「と思う」などの想像ではなく，「と考える」，「と考えられる」
　　と論理的な言い回しを使用する ……………………………………… 21
　漢字の連続は 4 文字程度にとどめる …………………………………… 21
　文末が能動態か受動態かを正確に書く ………………………………… 22
　時系列を統一する ……………………………………………………… 22
　自分にしか通用しない言葉，略語，俗語は使用しない ……………… 22

第2章　つぎに研究計画書を作成しよう　　25

研究テーマ（RQ）を見つけよう　　　26

臨床研究の 7 つのステップをイメージしよう ……………………………… 26
臨床現場は RQ の宝庫であることに気が付くこと ……………………… 27
RQ を見つけ出す努力とコツをつかむこと ……………………………… 27

　　　普段から，思ったことをメモする ·· 27

　　　学会や研究会に出席して刺激を受ける ·································· 27

　　　同世代と情報交換する ·· 28

　　RQ が見えてきたら徹底的に情報検索をすること ························ 28

　　　インターネットによる情報検索の方法 ································· 28

　　　論文検索の方法とコツ ·· 30

　　RQ が定まったら，FINER を最終確認 ································· 31

研究計画書を実際に書いてみよう　　36

　　研究計画書の記載項目は決まっている ································· 36

　　表題 ·· 37

　　研究の背景 ·· 37

　　研究の目的 ·· 38

　　研究の方法 ·· 38

　　　研究デザイン ·· 40

　　　研究対象 ·· 41

　　　アウトカムの設定 ·· 42

　　　アウトカムの評価方法 ··· 43

　　　統計処理方法 ·· 44

　　研究結果の予測と意義 ··· 45

　　倫理的配慮 ·· 46

　　　こんなことでも倫理的配慮に欠けていると指摘される ············ 47

　　　研究計画書において倫理的配慮の記載が必要な項目①

　　　　個人情報（プライバシー）の保護 ································· 48

　　　研究計画書において倫理的配慮の記載が必要な項目②

　　　　自己決定の権利（研究への参加と中断の権利）················· 51

　　利益相反（conflicts of interest：COI）······························ 52

　　研究の期間と予算 ·· 53

　　参考とした文献 ·· 53

　　研究結果の発表予定，論文作成の予定 ································· 54

　　研究組織 ·· 55

　　その他 ·· 55

　　　研究成果の帰属について ··· 56

　　　研究のモニタリング担当者 ·· 56

　　　健康被害に対する対応 ··· 56

第**3**章 研究実施前にクリアしておきたい 4つの事項 　59

同意説明書の作成　60

同意書とは ……………………………………………………… 61
誰に説明して，誰から取得する必要があるのでしょう ……… 62
　高齢者介護施設で栄養の研究を実施する場合 ………………… 62
　病院で栄養の臨床研究を実施する場合 ………………………… 62
同意取得の決まりごとを確認しておきましょう ……………… 62
　本人が判断できないときのキーパーソンを決めておく ……… 62
　熟慮期間を必ず与える ………………………………………… 63
　パワーが働かないようにする ………………………………… 63
同意書に記載すべき項目は決まっています ………………… 64
　観察研究の同意には，オプトアウト ………………………… 64

倫理審査　67

倫理審査を受ける資格を確認しよう ………………………… 68
倫理審査に必要な書類をそろえよう ………………………… 70
ヘルシンキ宣言の遵守を確認しよう ………………………… 70

利益相反の審査　72

概念 …………………………………………………………… 72
研究計画書，論文およびスライドへの具体的な記載方法 …… 73

臨床研究事前登録　75

わが国の登録システム ………………………………………… 75
登録・公開内容 ………………………………………………… 76
登録は倫理書類の提出前に行い，スライドや論文にも登録番号を記載 …… 77

第**4**章 演題登録と わかりやすいスライド作成のコツ　81

プレゼンを聞いてみたくなるような抄録の書き方　82

構造化抄録を完成させる ……………………………………… 82

IMRAD 形式で書いてプレゼン機会をゲットする ……………………… 83
目に付く構造化抄録を作成するコツ …………………………………… 83
　タイトルにこだわる ……………………………………………………… 83
　IMRAD 形式を遵守 ……………………………………………………… 84
　文字数を守る（最重要！） …………………………………………… 84
　略語をうまく使う ……………………………………………………… 84
　可能な限り結果を盛り込む …………………………………………… 84
　当日の発表で訂正はしない …………………………………………… 85

基本的なスライドの作り方　　　　　　　　　　　　　　　87

スライドの構成も IMRAD ………………………………………………… 87
発表時間に適したスライドの枚数で …………………………………… 89
スライド内の文章のお約束──体言止め ……………………………… 90

項目別スライド作成の実践ポイント　　　　　　　　　　　91

タイトル（T） …………………………………………………………… 91
背景・目的（I） ………………………………………………………… 92
方法（M） ………………………………………………………………… 93
結果（R） ………………………………………………………………… 94
考察（D） ………………………………………………………………… 96
結論（C） ………………………………………………………………… 97
実例紹介 …………………………………………………………………… 98

印象に残るスライドを作成してみよう—Simple is best—　　100

見やすいスライド作成の 8 つのコツ …………………………………… 101
見やすいスライド作成の実践ポイント ………………………………… 102
　聴衆の視線「Z」に合わせた配置を心がける ……………………… 102
　伝えたいメッセージは「ワンスライド・ワンメッセージ」が原則 ……… 102
　スライドは「資料」ではないので，完璧な記載を求めない ……… 102
　すべてのスライドでフォントを統一する …………………………… 103
　栄養の発表なら，写真や動画を組み込む …………………………… 103
　万人受けするスライドに徹する ……………………………………… 103
　スライド枚数が多いときは，ナビゲーションスライドを挿入する ……… 104

第5章 思わず足を止めたくなる ポスター作成と発表のコツ　109

ポスター発表のメリット，デメリット　110

メリット ……………………………………………………………………… 110

掲示時間が長い ………………………………………………………… 110

聴衆が近い ……………………………………………………………… 110

フリーディスカッションが可能 ………………………………………… 111

写真撮影が可能（の会場が多い） ……………………………………… 111

そのほか，こんなことも可能 …………………………………………… 111

デメリット …………………………………………………………………… 111

直前の訂正・変更が不可能 ……………………………………………… 112

会場が小さい …………………………………………………………… 112

聴衆が途中で離席しやすい ……………………………………………… 112

目につくポスター作成のコツ　114

文字は大きく体言止め，図表を多めに …………………………………… 114

驚くことに IMRAD に縛られない！ ……………………………………… 114

タイトルにこだわる ………………………………………………………… 116

デザインにも紙の質にもこだわる ………………………………………… 116

伝わりやすいポスター発表のコツ　120

聴衆の目を見て話す ………………………………………………………… 120

適度な声でプレゼンする …………………………………………………… 120

座長に確実に伝わるようにする …………………………………………… 121

自分の発表時間以外でもポスターの周囲にいるようにする ……………… 121

見えにくさを想定して伝える ……………………………………………… 121

第6章 いよいよ論文にまとめてみよう　125

論文のイロハ　126

研究業績における"論文"とは査読付き論文のこと ……………………… 126

論文の種類と構成 …………………………………………………………… 126

論文の書き進め方   129

論文作成は研究の準備段階，実施中から始まっている ······························ 129
投稿規定を熟読する ··· 129
IMRAD のどこから書きはじめるか──当然，"方法から"です ·············· 132
　方法（methods） ··· 133
　結果（results） ··· 133
　考察（discussion） ··· 136
　結論（conclusion） ··· 138
　引用文献（references） ··· 138
　背景（background），目的（introduction） ······························ 139
　要旨（abstract） ··· 140
　タイトルページ（title） ··· 141
論文を書き終わったら……必ず他人に読んでもらおう ························ 143

第7章　皆さんの研究成果を投稿してみましょう　　147

論文の投稿から査読対応まで   148

投稿誌の選定 ·· 148
投稿規定の確認 ·· 149
投稿作業 ··· 152
査読対応 ··· 158
　再投稿の期限を守りましょう ··· 158
　再投稿のルールを守りましょう ··· 159
　査読で指摘される内容，リジェクトになる理由 ······························ 159
掲載 ··· 161

エピローグ　臨床現場から業績の発信を ·· 163
索引 ··· 167

Column

- 「文章をうまく見せる 10 のポイント」
  の使用例　Before & After ······················· 23
- ウラワザ①
  論文の PDF を無料で手に入れる ············ 32
- ウラワザ②
  FINER の確認に登録サイトが役に立つ ····· 79
- スライド作成の豆知識：
  フォントに関する Q&A ························· 106
- ポスターの作り方〈PowerPoint 編〉······ 117

- 学会発表することになりました
  さて前日から当日の準備は？ ················· 123
- 論文でも抄録作成でも使える
  文章をうまく書く 10 のコツ ················· 142
- 投稿のマナーを守ろう①
  コピペは厳禁，引用は適正に！ ············· 144
- 投稿のマナーを守ろう②
  二重投稿は厳禁！ ······························· 157

Coffee break

- 自称で終わるか，
  専門家とよばれるかの違い ······················· 3
- 聴衆のリアクションから判断する，
  よい講演と残念な講演 ··························· 11
- ベストなプレゼンは STAR ★★★ ············ 12
- 自分のプレゼンを見て気がついたこと ····· 16
- RQ との出合い――日常臨床の疑問から
  ガイドラインが生まれる ························ 34
- 方法を詳細に書くことで将来は
  ロボットが研究を実施するようになる？ ····· 39
- ウェブによる倫理研修 ··························· 47
- 研究計画書の最終チェックを
  ぬかりなく ······································· 60
- 倫理審査委員会がない施設で研究をするときは，
  どうしたらよいのでしょう？ ················· 69
- 倫理審査委員会には
  どんな人が出席しているの？ ················· 71
- 企業活動と医療機関等の関係の
  透明性ガイドライン ····························· 75

- 研究登録がきっかけで，
  専門家として認められるかも ················· 80
- 一般演題への応募抄録が優秀演題候補へ ····· 85
- 学会発表におけるセッション内容 ··········· 88
- スライドをさらにブラッシュアップするコツ ···· 95
- 筆者の苦い経験 ································· 99
- スライド作成で忘れてはならない
  "KISS の法則" ································· 101
- スライドの構成は聴衆を見て ··············· 105
- 時代はデジタルポスター ····················· 113
- 術前経口補水療法は，
  ポスター発表から日の目を見た ············ 122
- 投稿先の決め方とインパクト・ファクター ··· 127
- "ハゲタカジャーナル" には要注意 ········ 130
- 研究結果を台無しにしてしまう考察例 ··· 137
- アブストラクトがあなたの論文の顔です ··· 140
- こんな悩みをお持ちの皆さんに助け船！
  「論文投稿支援システム」ご存じですか? ··· 162

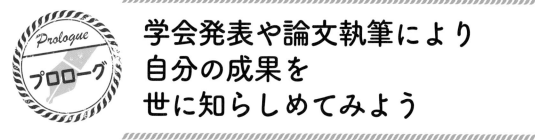

学会発表や論文執筆により 自分の成果を 世に知らしめてみよう

皆さんは，業績という言葉をご存じでしょうか．スポーツの世界でたとえると，メダルをとったり，新記録を出したりということが業績とされています．他の人のすばらしい業績を見たり聞いたりすると，うれしくなりませんか？　これが自分の業績だったら，どんなにうれしいことでしょう．

さて，管理栄養士にとって，業績とは何でしょう？

経験年数，栄養指導の実施件数，給食の配膳数など，勤務年数が長ければ自然と付いてくるものは業績ではなく実績です．業績は英語ではaccomplishment achievement（努力した結果の優れた）と表記されます．そうです，皆さんが日頃努力して優れた結果が出た成果のことを指すのです．

皆さんの成果（＝業績）を，多くの方々に知っていただく機会が，学会発表や論文執筆です．日常の業務に加え，発表のための準備をすることは時間的・心理的にも負担感を感じるかもしれません．しかし，発表によって得られるメリットはその苦労を上回ります．ぜひ，自分の成果を世に知らしめてみましょう．

まずは，業績を発表することの影響を下記にお示しいたしましょう．

■ 世の中に貢献できる

せっかくの皆さんの業績も，内に秘めていては世の中の役に立ちません．多くの方々の役に立つためには，自分の成果を発表することです．業績を発表することで，世の中に貢献できるのです．あなたの業績が後世まで語り継がれることも夢ではありません．

■ 自分の業績を積み重ねることができる

業績は，野球でいう打率と違い，一度出せば消えることのないホームラン数のようなものです．いま出した業績が，何年，何十年たっても残るのです．将来，皆さんが大学の教員，学会の理事，専門的な管理栄養士（医師でいう専門医）になりたいと思ったときには，業績の数が物をいいます．医師の世

界では，一般病院でも出世に影響を及ぼすほど業績は重要になっています．

■ 発表することが自己研鑽となる

　発表するとなると，これまでの成果をまとめ世間に公表できるように体裁を整える必要があります．スペシャリストになるには，先行研究や類似研究を知り尽くす必要があります．自然と何本もの論文を読むことにもなります．これらすべての行為が自己研鑽につながるのです．

■ 自分の業績に対する客観的評価が得られる

　発表は，自分が行ってきた仕事が世間でどの程度の評価を受けるのか，あるいはまったく評価に満たないのか，客観的評価が得られるチャンスです．評価結果を知るこわさもある反面，必要であればライフワークの軌道修正ができる機会であるともとらえましょう．

■ 自分の専門性をアピールできる

　たとえば，いくら自分が糖尿病の栄養管理の専門家だといっても，業績がなければあくまでも"自称専門家"に過ぎません．専門家を名乗るからには，その分野の発表，論文，著書など，業績に長けている必要があります．

■ 業務以外の負担が増える

　業績を手に入れるには努力をする必要があります．その努力が，ときとして業務以外の仕事として負担に感じることもあるでしょう．しかし，それは当然のことで，人と同じ仕事量で優れた成果を求めようとするのは非現実的です．上述したメリットが得られるのであれば，業務以外の負担も覚悟すべきです．

■ 個人情報も公表される

　業績を公表する際には，どこの誰が発信したものかを明記します．最近では，所属や名前だけではなくメールアドレスのような個人情報の提示も要求されます．公表内容に対する質問や，論文ならば別刷りを請求する連絡先が必要になるからです．このメールアドレスがくせ者で，メールアドレスを公開すると国内外を問わずさまざまな学会や雑誌から，発表や執筆の依頼が届くようになります．しかし，これは自分が専門家として認められた証で，喜んでよいことです．ただし，依頼先をよく吟味しないと，後から高額な費用

を請求されるなど，トラブルの原因となる場合もあります．

■ 研究ノウハウが公になる

　業績を公表するということは，成果を成し遂げるにあたり行ってきた研究のノウハウすべてを明らかにすることでもあります．公表前までは自分のオリジナルであったノウハウが，公表後は誰もがまねをしてもよいものへと変化します．これをネガティブにとらえるよりも，自分のオリジナルが世の中のスタンダードになったと喜びましょう．

　いかがでしょうか．業績を発表することによって，よい面も，少々面倒だなと思う面も，両方の側面があることがお分かりいただけたと思います．それでも，読者の皆さんには，ひるむことなく，可能な限り業績を発表してほしいと思います．その具体的なノウハウについて，これから詳しくお伝えしていきましょう．

Coffee break　**自称で終わるか，専門家とよばれるかの違い**

　私は栄養学の専門家であり，麻酔学の専門家でもあります．もちろん，それぞれの業績はたくさん積み重ねてきたつもりです．私は脱水症の専門家としてマスコミに多々露出しています．さて，本当に私は脱水症の専門家なのでしょうか――？

　答えは，最初は NO でした．私は，経口補水療法の専門家ではあっても，脱水症の業績をほぼもたない状況でマスコミに出ていました．そんな私に，なぜオファーが来たのかというと，世の中に脱水症の専門家が存在しなかったから，そして私がそれに近い分野の医師であったからです．

　私は，"自称専門家"のままではそのうちボロが出ると考え，一念発起して脱水症の臨床研究を始め，英文と和文の論文を発表しました．本書で述べる"業績を出してから専門家を名乗る"正規ルートに反して，"専門家を名乗ってから後出しで業績を出した"非正規ルートでした．お許しください．でも，おかげで脱水症の研究成果が実り，「自立住宅高齢者用かくれ脱水チェックシートの開発―介護老人福祉施設の通所，入所者を対象としたかくれ脱水に関する継続研究」で平成 29 年度日本老年医学会雑誌最優秀論文賞をいただく快挙を成し遂げることができました．

　ホントに，人生何が起きるかわかりませんね．

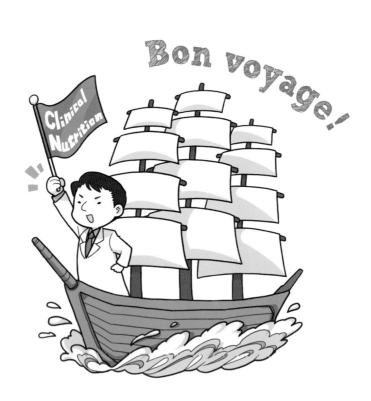

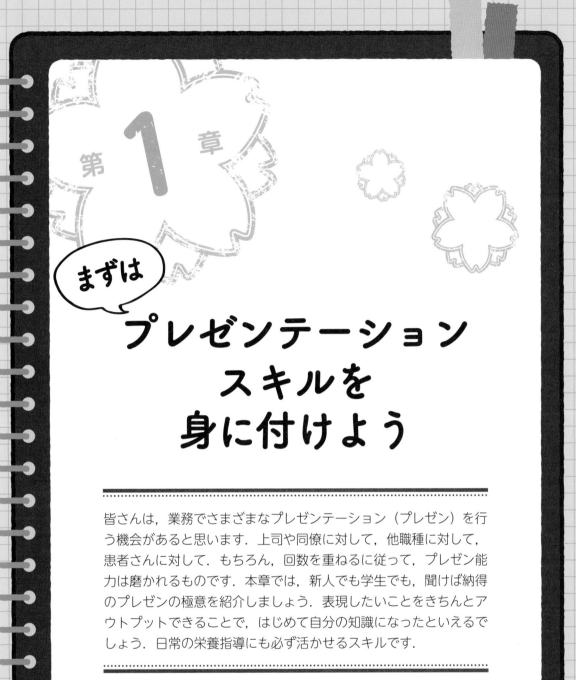

第1章

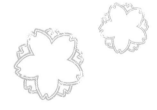
まずは

プレゼンテーション スキルを 身に付けよう

皆さんは，業務でさまざまなプレゼンテーション（プレゼン）を行う機会があると思います．上司や同僚に対して，他職種に対して，患者さんに対して．もちろん，回数を重ねるに従って，プレゼン能力は磨かれるものです．本章では，新人でも学生でも，聞けば納得のプレゼンの極意を紹介しましょう．表現したいことをきちんとアウトプットできることで，はじめて自分の知識になったといえるでしょう．日常の栄養指導にも必ず活かせるスキルです．

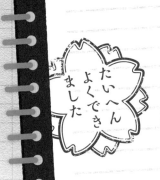

口頭発表の極意, 教えます

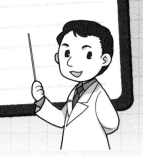

プレゼンで緊張しないようにするために プレゼン前に心がけるとよい3つのポイント

　はじめてのプレゼンで緊張しないような肝が据わった人は，本書を読む必要はないでしょう．誰でも当然，緊張します．私も，はじめてのプレゼンはどんなに緊張したことかを思い出します．そもそも医学部卒業後にプレゼンの方法を習ったこともなく，当時は本書のような指南書もありませんでした．それが，卒業後32年を経たいまでは，講演でもテレビでもラジオでもまったく緊張なく話している自分がおります．私の学生時代を知っている友人は，まるで違う人物のように見えると口にします．私は，学生時代は目立たず，話さず，物静かな学生でした．まして，いまのようにチーム医療の中心で働くなんて想像できませんでした．

　そんな私が，自分で工夫して，本を読んで，キャスターや気象予報士から学んで身に付けたプレゼンのコツを伝授いたしましょう．ぜひとも，話し出す前にこれだけはお試しください．たったこれだけのことで，皆さんの緊張は，ほぐされるはず！　臨床で働く私たちだからこそ，心がけられることでもあります．

✓ 自分のバイタルサインを安定させる

　バイタルサインとは"生命徴候"のこと．プレゼン前には，安定した"生命徴候"が欠かせません．そのためには，深呼吸をします．しかし，ただ深呼吸するだけでは緊張がほぐれません．ポイントは，息を吸うよりもはき出す量を多く，時間をかけることです．意識，呼吸，循環が落ち着くはずです．

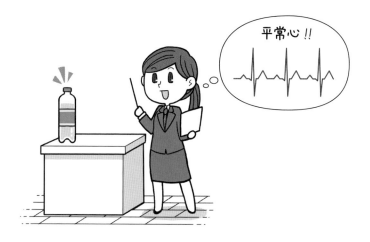

✅ 口渇感をとる

術前でも口渇感は緊張感を増すことが明らかにされています．なにか飲んでプレゼンに臨むことが緊張をほぐしてくれます．トイレなんて気にせずに．私も，プレゼン中にのどがカラカラになることはたびたびあります．でも，水分をとりすぎてトイレに行きたくなったことはありません．人は緊張すると抗利尿ホルモンが分泌されますので，尿意は弱まります．緊張しているから何も飲まないのではのどが渇き，また緊張が増すという負の連鎖が起こってしまいます．これを断ち切りましょう．私は講演前や壇上でも，出されたお水を頻繁に飲んでいます．

✅ 歩幅を広くとって立つ

よく"人"という文字を手のひらに書いて飲み込むとよいといわれています．私も試してみたのですが，慣れないことをして余計に緊張してしまった経験があります．普段，直立不動で立つことはめったにないですよね．めったにないことをするから緊張してしまうのです．左右の足の幅をできるだけ広くとるとリラックスできます．前後に少しずらすのもよいでしょう．私もテレビでは歩幅を広くして立っています．

とてもよいプレゼンだったと聴衆に気持ちよく帰ってもらえるためにプレゼン中に心がけるとよい5つのポイント

　　聴衆は多くのプレゼンから自分が行うプレゼンを選んで来てくれたのです．プレゼンターとしては，それに応えましょうではありませんか！　聴衆に気持ちよく帰ってもらえるプレゼンをめざしましょう．

☑ 読み原稿をもたない

　　失敗しないように作成した原稿の丸読みのプレゼンほど，聴衆の心に響かないものはありません．そもそも原稿を見ていては聴衆の目を見て話すことは不可能です．プレゼンの練習に原稿を使うのは大賛成です．しかし，本番は原稿を見ないで，聴衆の目を見て，スライドを指しながらプレゼンしましょう．私は当初からそのような指導を受け，原稿なしのプレゼンがあたり前になりました．原稿なしのプレゼンのよいところは，聴衆の反応を見ながらプレゼンの内容をアドリブ入りで変更できるところです．興味がありそうな部分に重点を置いたり，理解度を見て難しい内容を省いたり，ということが行えます．

〈具体的な対策〉

①とにかく，プレゼンの練習を繰り返すことに尽きます．

②スライドをナビゲーションにする方法があります．

　　はじめのうちは，スライドに読み原稿の文章をそのまま入れて，スライドを読むような形式のプレゼンもありです．慣れてきたら，スライドに話のキーワードだけを書き入れて，それに添ってプレゼンを進めるようにします．これらの手法は聴衆にとっても，理解しやすい進行になります．

③パワーポイントのノート機能にメモをしておくと，聴衆には見えず，自分だけのカンペになります．

☑ 自分の言葉で伝える

　　テレビやラジオに出演する際には必ず台本がまわってきます．でも，私は，本番では台本は見ないようにしています．ヘタに台本を見ると，自分の言葉でないことが多く，気持ちの入っていない台本丸読みの言葉になってしまうからです．私は，生放送でも自分の言葉で伝えることを心がけて

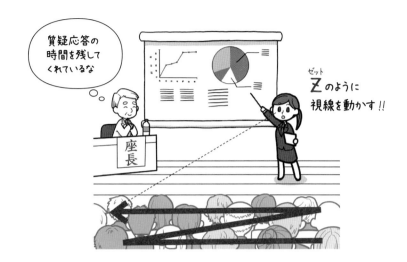

います．多少は噛んでも，ご愛嬌．自分の言葉を駆使することが，印象に残るプレゼンの極意です．聴衆は自分の言葉を聞きに来てくれているのです．

☑ 自分のエピソードやデータを入れる

聴衆はあなたの生の声を聞きに来ています．そして，あなたの経験や得られたデータを聞きたいのです．よくあるつまらないプレゼン，それは人様のデータをひたすら紹介するパターンです．一見，すばらしいプレゼンと思いきや，誰が話しても内容は同じ．成功談だけではなく，失敗談を聞けるのも生プレゼンの醍醐味です．特に，その分野の専門家がもっているデータを聞けることは聴衆にとって幸せなことです．私が聴衆からいわれたうれしい言葉として，「先生の講演は先生のデータが次から次へと出されてくるので説得力がありました！」というものがありました．やはり，現役でバリバリやっている人の話を聴衆は聞きたいのです．

☑ 聴衆全員の目を見て話す

プレゼンターが自分のほうを向いて語りかけてくれたら，もうそのプレゼン内容が伝わるのは間違いありません．でも，プレゼンターが同じ人の

目ばかりを見て話していては，他の聴衆がしらけてしまいます．私もはじめの頃は，ずっと会場の半分をみつめて話していて，半分は無視して話す状況でした．そんなとき，大先輩に「来てくれたすべての聴衆と一度は目を合わせないと駄目だよ」と教わりました．よくいわれるのは，英文字の「Z（ゼット）」のように視線を移動することを繰り返す方法です．これですと，もれなく全員と繰り返し視線を合わせることが可能となります．「あなたに話しかけています」感を聴衆全員にもってもらいましょう．お試しください．

☑ 時間厳守，予定より少し早く終わる

　絶対やってはいけないのは遅刻ですね．これは，座長にも聴衆にも会場運営担当者にも失礼です．そして，時間超過も御法度です．せっかくすばらしい内容のプレゼンをしても，時間超過をしてはその印象を台なしにしてしまいます．よいプレゼンは，予定時間より少し早く終わるプレゼンです．座長は「皆さんのために質疑応答の時間を少し残してくれました」と喜んで案内することでしょう．聴衆にも，もう少し聴きたかったなと思わせるくらいがよいのです．プレゼンも腹八分目．質疑応答の印象は意外と後々まで残ります．私も，あの時こんな質問をもらったなと印象に強く残るプレゼンが思い出されます．

✒ 伝わりやすい話し方の 5 つのポイント

　緊張はとれても，プレゼンが聞きやすくなるまでにはまだまだです．それでは，どんなことを心がけてプレゼンをすると伝わりやすいのでしょうか．私の失敗を踏まえて，こうすることで伝わりやすくなったというポイントをいくつかご紹介いたします．

☑ ゆっくり話すように心がける

　プレゼンは時間との戦い，でも伝えたいことはたくさんある．力が入り，自分だけ白熱してしまい早口に……．聞いている方々には早口でよく理解してもらえない．そんなプレゼン，私も多々経験してしまいました．なか

には，時間ギリギリで駆け足になって最後をはしょったり．こんながっかりなプレゼンを避けるためには，情報量を削って，ゆっくり話せる環境をつくるしかありません．話すスピードは人に指摘されただけでは自覚しづらいものです．自分のプレゼンをビデオで撮影して確認してみてください．私は，そのときはじめて気がつきました．ポイントは「Keep slow!」です．

Coffee break 聴衆のリアクションから判断する，よい講演と残念な講演

どんな講演のあとでも，プレゼンのあとに，座長から「とてもためになる講演でした．ありがとうございました」とねぎらいの言葉をいただきます．ありがたいことではありますが，まあ，これはリップサービスのようなものでもあります．自分なりにはよかった講演と残念だった講演は，こう見きわめています．

◉ これは反応がよかったと思えた講演は，
・寝ている聴衆がいない
・聴衆がメモをたくさん取る
・腕を組んで聞いている聴衆がいない
・終わってからの質疑応答が盛り上がる
・講演終了後にさらに質問の列ができる
・講演で紹介した本が，その日のうちに Amazon などで多数売れる
・数日後に電話やメールで問い合わせをもらう
・これが一番で，"その場で，次の講演依頼が来る"

◉ 一方，これは反応がいまひとつだったと思う講演は，
・寝ている聴衆ばかり
・腕組みが多い
・質疑応答がない
・座長からしか質問が得られない
・途中退席が多い

これらの項目は，聞く側のマナーの心得にもつながります．
そうです，よい講演と思ったら，拍手はもちろん，上述のようなリアクションをお願いします！

☑ 「えーっと」，「えー」，「あー」は禁句

　これも自分のプレゼンをビデオで確認していて気がつきました．間投詞の「えーっと」，「えー」，「あー」は，自信がなさそうに聞こえ，聞いているほうはイライラしますよね．よく冗談で「つまらない講演があったら，"えーっと"が何回出てきたか数えてみると暇つぶしになるよ」といいます．これが結構，的を射ているようで，「先生のいったとおり数えていたら，30回もいっていました」なんていう経験談を聞きました．「えーっと」，「えー」，「あー」を入れるくらいであれば，「何もいわない間」をとったほうが聴衆には心地よいですし，「何だ，この間は？　次は何を話すんだろう」と耳を傾けてくれることもあるでしょう．「えーっと」，「えー」，「あー」を使わないプレゼン，お試しください．

☑ 短文で述べる

　講演も論文と同じで，長文で述べると主語と述語の関係が不明瞭になったり，聞いていて理解できなくなったりします．よくあるダメな言い回しに，「……が……」があげられます．講演中に「……が……」が多いほど，結論がわかりにくい話になります．「えーっと」と並び，テンポの悪い，聴衆がイライラする，使わないほうがよいフレーズです．

　たとえば「えーっと，術前経口補水療法は術前の脱水症を補正しますが，口渇感もとって看護師さんも負担軽減されますが，とてもよい術前体液管理方法です」という文章は理解しにくいですよね．「術前経口補水療法は術前の脱水症を補正します．口渇感もとって看護師さんも負担軽減されます．とてもよい術前体液管理方法です」と伝えましょう．

Coffee break

ベストなプレゼンはSTAR ★★★

　ベストなプレゼンとは，具体的にどのようなものなのでしょうか？　それをわかりやすくした表現が，「STAR ★★★」です．
　ここでいうSTARとは，
　Something They'll Always Remember (STAR) ＝発表が終わった後にも，聴衆の心になにかが残る発表
　終わったあとに質疑応答のやり取りが止まらない，いつまでも語り継がれるような発表が，まさにSTAR ★★★といえるでしょう．こんなすてきなプレゼンをやってみたいですね．

☑ 大きな声で聞き取りやすいように伝える

プレゼンを聞きに来た聴衆は，何かを得られることを期待して来てくれています．それなのに，何をいっているか聞き取れないようなプレゼンではがっかりして耳を傾けてくれません．プレゼンするほうも自信がなくモゴモゴいってしまうこともあるでしょう．でも，せっかく手にしたプレゼンの機会です．明確に自分のメッセージを伝えましょう．間違えたことをいっても明確に述べていれば，後で教えてもらえるチャンスも出てきます．

☑ 簡単な言葉で伝える

講演のときには，カチカチの敬語や使い慣れない難しい言葉を使いがちです．ましてや，講演内容が難しい場合には，聴衆も疲れはててしまいます．端々に使い慣れた平易な言葉を入れましょう．「周術期管理には術前栄養管理が熟慮されるべきで，栄養剤の活用が推奨されます」よりも「周術期管理には術前栄養管理として栄養剤を活用することが望まれます」のほうがスッキリしますよね．自分が使い慣れている言葉で相手に伝えましょう．

✒ わかりやすいプレゼンにするための会話術 ──マスコミから学んだプレゼンの5つの極意

私は，熱中症のシーズンになるとマスコミによく露出します．マスコミの方々からはプレゼンで学ぶことが本当に多いです．本番前，本番中のアナウンサーの素の姿を見ることができて私も成長しました．アナウンサーは話のプロですから，プレゼン術のデパートです．ここでは，私がマスコミの方々から学んだプレゼンの極意を伝授いたしましょう．

☑ 自分が話す言葉は徹底的に理解する

原稿があるといっても，そこに書いてある内容が理解できていなくては，聴衆にプレゼンするには不十分です．経口補水療法の紹介をするにあたりアナウンサーは，「経口補水療法って，脱水症の人以外に使ってはいけない

のですか？」，「飲ませてもらってもいいですか」，「先生は飲まれたことありますか」など，あらゆる角度から情報収集することを怠りません．自分の経験，エピソードをもとに自分の言葉で伝えることが，プロの方々にはしみついているのですね．

☑ 時間があればひたすら練習する

本番前のアナウンサーは，台本を手にして鏡を前に，何度も何度も発声・発音の練習を繰り返しています．特に，鏡を前にしての練習は真剣そのものです．何百万人もの聴衆を前に話すことになるのですから，一言の重みが違います．正しく伝えるには，可能な限り声に出して，繰り返し練習することです．プレゼンの練習は，スライドやポスターを前にして，何度も声を出して繰り返すことに尽きるのです．

☑ 聞き取りやすいスピードで話す

限られた時間内に多くのことを伝える必要があるのは，アナウンサーでも私たちのプレゼンでも同じです．ひとつの目安として，1分間に300〜400文字が，早口にならない聞き取りやすい言語数といわれています．しかし，話すスピードは人によって違いますので，自分がゆっくり話して1分間で何文字くらいになるのかの目安をもっておくことが大切です．アナウンサーが話しているのをまねて，あるいはシャドウイングして，ペースをつかむこともよい練習法です．

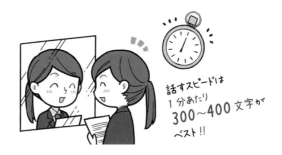

話すスピードは
1分あたり
300〜400文字が
ベスト!!

☑ 抑揚と“間”がポイント

抑揚がないプレゼンは聴衆の集中力の低下，眠気を誘います．日本語はどうしても，語尾に大切な言葉が位置しがちです．「熱中症になりかけた園児に適した飲料は<u>経口補水液</u>です」のように最後まで聞かないと大切な言葉が出てこない．だからこそ，大切な言葉は強調されるべきなのです．さらには，大切な言葉がきわだつように“間”を設けることもテクニックのひとつです．「熱中症になりかけた園児に適した飲料は（ここまでは淡々と述べ，0.5秒くらいの間をおいてから），経口補水液です（強調して，ゆっくりと述べる）」，こうすると聴衆の記憶には「経口補水液」という言葉が残るのです．オーバーアクションにならない程度の軽いジェスチャーも強調効果があります．アナウンサーも淡々と原稿を読んでいるようで，強調したい部分は原稿から目を離し，視聴者に訴えかけるように話しているのは，プロのテクニックだなと思いました．

☑ 本番後も勉強を怠らない

プロのすごさは，本番後にも感じられました．番組終了後，自分の出演部分をチェックする光景をよく見かけます．そして，「さっきの私の発音，説明，あれでよかったですか」，「この言葉の意味，話していて自分でも理解できていなかったので教えてください」など専門家に確認します．プロでさえ，本番後の勉強を怠らないのです．皆さんは，自分のプレゼンが終わって，ほっとして振り返りをしないこと，よくありませんか？　私たちも自分のプレゼンをビデオで撮って，再確認することをお勧めします．

自分のプレゼンを見て気がついたこと

　自分のプレゼンを見返すことで，「えーっと」や「が」だけではなく，いろいろなことに気がつきました．その修正が，いまでも自分の財産として残っています．いくつか例を示しましょう．

◉ スライドを指すポインターが落ち着かない

　初心者によくあるミステイクです．自分では話に連動してポインターを動かすことで，聴衆の理解を深めようと思ってやっているのです．ポインターは激しく動き，強調したいのかしまいにはくるくる回しています．見ているほうは酔ってしまいます．ポインターの使用は必要最小限にするべきだと気づかされました．

◉ 上半身がふらふらして落ち着かない

　テレビに出ているときにカメラマンに指摘されました．緊張しているせいか，下半身はどっしりと落ち着いているものの，上半身がふらふらしています．せっかくのプレゼンがぎこちなく，見ているほうも落ち着きません．視線を遠くにおくことでふらつきが消えることを教わりました．自動車の運転と同じで，近くばかりを見ているから自分がふらついていたのです．

◉ 「僕たちは」，「僕」が主語は失礼です

　ラジオに出たときに70代のリスナーの方からご指摘を受けました．「先生はさまざまな聴衆を相手に話すのだから，自分をへりくだってもいけないし，上から目線でもいけない．だから，"僕たちは"ではなく常に"私たち"，"私"を主語に話すとよいですよ」．この一言は，私のプレゼンター人生を変えてくれました．この一言，一生の宝です．

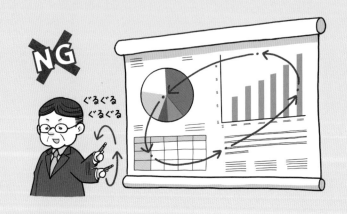

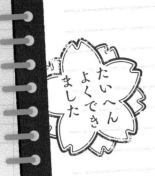

文章の書き方の極意, 教えます

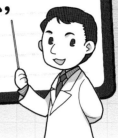

文章を書く前に心がけるとよい 5 つのポイント

☑ おもしろい文章を書こうと気張らない

　文章がおもしろいか，おもしろくないかは読者が後から判断するものです．おもしろい文章を書こうと意気込むと，難しい表現や奇抜な表現を使いがちです．大事なことは，自分で使ったことがある，よく理解している言葉で表現することです．特に，私たちが書く文章は小説やコラムではなく論文です．論文の評価はおもしろさではなく，研究結果がよくまとめられ，第三者に正確に伝えられているかどうかです．気張らないで真摯に文章を書きましょう．

☑ まずは先人の文章を読みあさる

　うまい文章を書けるようになる最大の秘訣は，うまい文章の書き方をまねることです．まさに一字一句をまねる「写経」の世界です．もちろん，へたな文章を読んで，どこがへたかを分析できる能力を身に付けることも大切です．反面教師として，へたな文章を読む経験もすべきです．ですので，まずは先人の文章をうまい・へたにかかわらず読みあさりましょう．

　ただ，一概にうまい文章を読むといっても，はじめはどれがうまい文章なのかわかりませんよね．その場合，第三者により評価された文章をうまい文章とするのが妥当でしょう．まずは，査読付き論文（複数の査読者により評価された論文）を読むことをお勧めします．一般的には，原著論文がそれに該当します．原著論文に多くふれることが，うまい文章が書けるようになる近道であると思います．もちろん，日本語の文章から読み始めましょう．

〈参考となるよい文章例〉
　　・査読付き原著論文（学会誌などに掲載されているもの）
　　・新聞記事
　　・自分が理解しやすいと思った記事やコラム

☑ 起承転結を意識して書く

　　読み手の興味を引きつけるためにも，書き手が方向性を見失わないためにも，常に起承転結を意識して書きましょう．本文全体の構成および背景や考察においても，常に起承転結を意識することを心がけてみてください．

　　たとえば，術前経口補水療法の研究を始めるにあたり論文の研究背景を書く場合には，下記のようになります．

　　起：開発途上国では経口補水療法がコレラなどの感染性下痢症による脱水症に対して使用されるようになった．
　　承：その効果は多くの先行研究により示され，世界中で活用されている．
　　転：ところが，最近，術前の体液管理として輸液療法の代わりにも活用され始め，術前経口補水療法とよばれるようになった．
　　結：本研究では，術前経口補水療法による患者の口渇感改善を検討する．
　　文章にはメリハリが必要です．

☑ 論文は決まった構成で書く

　　論文は，背景（introduction），方法（method），結果（result），そして考察（and discussion）の4要素から構成されています．これらの構成要素の頭文字を取ってIMRAD（イムラド）と称します．やみくもに思いつきで書き始めるのではなく，文章の構成要素を想定してから書き始めましょう．論文以外の文章でも，大まかな構成を決めることで，伝わりやすい文章が書けます．上述したように，背景と考察では，それぞれ起承転結を意識してください．

　　背景：起承転結
　　方法：淡々と述べる（後にPICOやPECOとして紹介します）
　　結果：淡々と述べる
　　考察：起承転結
　　結論：淡々と述べる
　　実は，論文の構成は決まっているので，取りかかりやすい面もあるのです．

☑ 安心してください，論文は一人で書くものではありません

　いざ，論文を書くとなると，「一人で論文を書くこと」に不安を覚えることもあるでしょう．しかし，実際は，一人で書き上げた論文がそのまま学術誌に掲載されることは，よほどの名声のある人物に限られます．論文には一般的に共著者がいるはずです．研究も一人ではできませんから，共同研究者が共著者になるのが一般的です．論文は，文章を書いては共著者と見直して，という作業を繰り返して完成します．そして，投稿後は複数の査読者が投稿論文を徹底的に見直してくれます．多少の誤字脱字から，文章の構成，言葉の使い方まで，きめ細かい指導（査読）を経て，めでたく論文掲載（アクセプト）となるのです．多くのサポーターがあって，皆さんの論文が完成します．論文は一人で書くものではないので，安心してください．

MEMO

文章をうまく見せる 10 のポイント

　私は，管理栄養士の投稿した学術論文や栄養士養成施設の学生論文の査読を繰り返すうちに，皆さん同様の間違いをしていることに気がつきました．この経験をもとに，"文章をうまく見せる 10 のポイント"を伝えたいと思います．たった 10 のポイントを心がけるだけで，あなたの文章は必ず一流に近づくことでしょう．

☑ 短文を心がける

　長い文章は，読みにくい，わかりにくいものです．ちょっと短すぎるくらいの文章でちょうどよいでしょう．具体策として，いまの自分の文章を，すべて 2 つに分けるくらいの気持ちで書いてみてください．

☑ 接続語の「……が，……」は使用しない

　これは，プレゼンのところでも同じ内容が出てきたと思います．「が」の存在が文章を無駄に長くします．具体策として，試しに絶対に「が」を使わないで文章を書いてみてください．すっきりするはずです．

☑ 「そして」，「さて」，「だが」などの接続詞，「この」,「それ」,「これら」などの代名詞はできるだけ使用しない

　接続詞や代名詞を書かなくても通じる文章が，うまい文章といえます．具体策として，先ほどと同じように絶対に接続詞，代名詞を使わないで，実名で文章を書いてみてください．納得することでしょう．

☑ 主語と述語を明確にする

　主語と述語を意識して書くと，わかりやすい文章になります．長文の場合，主語と述語の関係がわかりづらくなります．具体策として，すべての文章で「主語」と「述語」が一致しているかを確認して文章を書いてみましょう．

☑ 「およそ」，「だろう」などの不確定な表現は使用しない

　　論文では御法度です．論文以外の文章でも，あいまいな表現は使わないようにしましょう．具体策として，文末を「ます」，「です」，「である」，「と考える」などの言い切りにしてみましょう．論文らしくなるはずです．

☑ 「と思う」などの想像ではなく，「と考える」，「と考えられる」と論理的な言い回しを使用する

　　具体策は上と同じで，文末を言い切りにしてみましょう．

☑ 漢字の連続は4文字程度にとどめる

　　「重度栄養不良患者」というような漢字が連続した文字の使用は避けましょう．往々にして，自分で作った言葉，ローカルターム，学術的ではない言葉になりがちです．「済生会横浜市東部病院患者支援センター」のように名称であれば使用してもよいです．具体策として，実在する言葉・名称以外は使用しないことを心がけましょう．迷ったら長くなってもよいから「重度の栄養不良である患者」と，正確な表現にすることです．

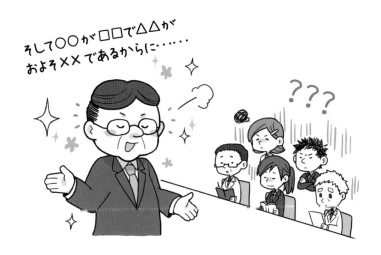

☑ 文末が能動態か受動態かを正確に書く

文章は，主語が自分であれば能動態に，自分でなければ受動態に，という原則に従い文末が決まります．論文では，方法は自分が行っているのだから能動態に，背景や考察は先人の論文を引用していることが多いので受動態で書くのが一般的です．自分の言葉であるのか，引用であるのか，はっきりとします．具体策として，主語を明確にして対応する文末を意識して書いてみましょう．

☑ 時系列を統一する

論文では，読み手に時系列を正確に伝える必要があります．文末の時系列（現在形か過去形）を統一することで，読み手の混乱を防げます．現在の話なら「……している」，過去の話なら「……した」です．具体策としては，現在の話と過去の話を同じ段落にはしないで，異なった段落にまとめることです．現在，過去，未来を違った段落に書いてみましょう．

☑ 自分にしか通用しない言葉，略語，俗語は使用しない

いわゆるローカルタームは，可能な限り使用しないようにしましょう．
〈よく見るローカルターム例〉
・熱発——正しくは発熱
・マーゲンチューブ——正しくはマーゲンゾンデ，胃管，ガストリックチューブ
・グル音——正しくは腸管ぜん動音，あるいはガーグル音
具体的には，辞書や先行文献に記載されていない言葉は使用しないようにしましょう．迷ったら，辞書，いまはグーグル検索でしょうかね．

　最初に，NG な文章の例を示します．
「およそ 50 名の病棟患者さんの月別平均体重推移計測が予定されましたが，採血と採尿も予定していました」

文章をうまく見せる 10 のコツを参考に，上の文章を校正してみましょう．
× 「およそ」⇒正確な人数へ
× 「病棟患者さん」⇒そんな言葉はないので正確に
× 「月別平均体重推移計測」⇒漢字の羅列も正確な言葉へ変換
× 「……が……」⇒「しかし」の意味で使用していないので，2 文に分ける
× 「予定していました」⇒受動文が正しい表現

以下のように校正しました．
「53 名の病棟に入院中の患者さんに対して，月別の平均体重の推移計測が予定されました．53 名の患者さんに対しては，採血と採尿も予定されました」

　いかがでしょうか．すっきりとして読みやすく，学術論文らしい文章になったと思いませんか．「10 のポイント」は論文だけではなく，次章で述べる研究計画書や抄録の文章にも，どんどん活用してみましょう．

MEMO

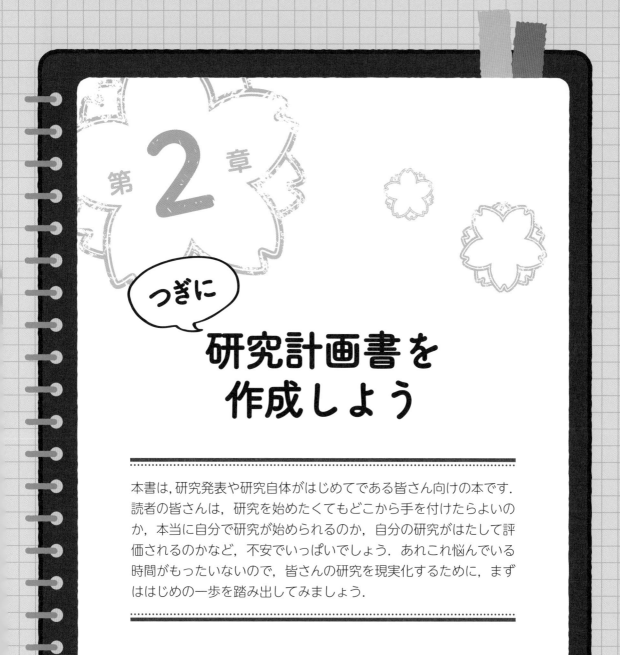

第 **2** 章

つぎに

研究計画書を
作成しよう

本書は,研究発表や研究自体がはじめてである皆さん向けの本です.
読者の皆さんは,研究を始めたくてもどこから手を付けたらよいの
か,本当に自分で研究が始められるのか,自分の研究がはたして評
価されるのかなど,不安でいっぱいでしょう.あれこれ悩んでいる
時間がもったいないので,皆さんの研究を現実化するために,まず
ははじめの一歩を踏み出してみましょう.

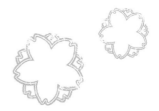

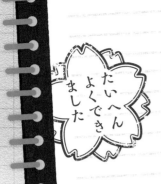

研究テーマ（RQ）を見つけよう

臨床研究のはじめの一歩は，リサーチクエスチョン（research question：RQ）を見つけ出すことです．といわれても……，RQ……？　聞き慣れない言葉ですね．

RQ とは，研究テーマのことを意味します．RQ は自分で見つけ出せることもあれば，先輩や上司から与えられること，偶然に出合うこともあるものです．理想をいえば，RQ は自分の手で見つけ出すべきものです．なぜならば，自分で見つけ出した RQ に対しては，思い入れ・愛着も強く，最後まで研究を遂行できる確率が高いからです．多忙な臨床業務の中で研究のモチベーションを維持するためには，楽しく，興味をもって，わくわくしながら取り組むことができる "研究者自身が愛せる RQ" を探し出してみましょう．

臨床研究の 7 つのステップをイメージしよう

臨床研究の始まりから，ゴールである論文の作成までの過程をイメージしておきましょう．ゴールに至るまで，臨床研究には 7 つのステップがあります．はじめの一歩が RQ の作成です．

■ 臨床研究 "7 つのステップ"

ステップ 1．RQ 作成
ステップ 2．情報検索
ステップ 3．RQ の再吟味と概念モデルの作成
ステップ 4．臨床研究デザインの選択
ステップ 5．臨床研究プロトコール・アウトライン作成
ステップ 6．研究実施・データ収集・解析
ステップ 7．研究発表（学会・論文）

つぎに 研究計画書を作成しよう

臨床現場は RQ の宝庫であることに気が付くこと

　RQ は，あなたの目の前にあります．"臨床現場は RQ の宝庫"です．皆さんの目の前に，こんなことはありませんか．

・「なぜだろう，どうなっているのだろう」という **"疑問"**
・「こうしたら改善できるだろう，こうしたら効率よくできるだろう」という **"構想"**
・「もし，こうしたら，これがよくなるかもしれない」という **"仮定"**
・「きっと，もっと，よい方法があるかもしれない」という **"探求"**

　目の前にある疑問 (question)，構想，仮定および探求などの思いが RQ となり，臨床研究の実施から原著論文が完成し，エビデンスとなるのです．

RQ を見つけ出す努力とコツをつかむこと

　臨床現場は RQ の宝庫といっても，ただ待っていても RQ は天から降ってくるものではありません．RQ を見つけ出すには日頃からの努力に加えて，コツがあります．

☑ 普段から，思ったことをメモする

　日常業務の中で疑問や構想があっても，忙しい業務の中でそれらは忘れ去られてしまうものです．思いついたことは，必ずメモとして書き留めておきましょう．

☑ 学会や研究会に出席して刺激を受ける

　自分の職場にずっといるような井の中の蛙では，よい RQ は思いつきません．自分の職場から一歩足を踏み出し，学会や研究会に参加して，ほかの人の発表を聞くことが刺激になります．刺激を受けたときが，RQ の生まれやすい瞬間です．私も学会は刺激を受けに行く時間になっています．

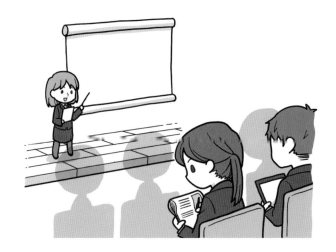

✔ 同世代と情報交換する

　少人数組織である病院管理栄養士の職場では，なかなか同世代とともに働くことは少ないと思います．社交（飲み会）の場で，同世代と互いの職場話で盛り上がるときも，RQが生まれやすい瞬間です．ひょっとしたら，自分が普通に行っていることが，他から見ればスゴイコト……かもしれません．

✎ RQが見えてきたら徹底的に情報検索をすること

　ある程度，自分でRQが見えてきたら，そのRQに関する情報検索をしましょう．従来，情報収集は先行研究の論文や学術誌で行ってきました．でも，いまはインターネットで誰でも簡単に情報収集ができる時代になりました．ここでは，インターネットによる情報検索と論文検索の2つの方法を紹介しましょう．

✔ インターネットによる情報検索の方法

　自分に合った「検索エンジン」を使いこなしましょう．検索エンジンと

表 2-1　**各検索エンジンの特徴**

検索エンジン	代表的サイト	エンジンの製作	検索ヒット数	検索結果表示	企業や商品検索に	専門用語に	キーワード入力
ロボット型 (フリーワード型)	Google, Yahoo! JAPAN, goo, Bing	ロボット	多い	ページ単位	弱い	強い	具体性が必要
ディレクトリ型 (カテゴリ型)	かつての Yahoo! JAPAN	手づくり	少ない	サイト単位	強い	弱い	抽象的でも可能
メタ検索型 (フリーワード型)	Google, Lycos	ロボット	多い	ページ単位	強い	強い	どちらでも可

は，インターネット上のウェブページやサイトをキーワードなどで検索するための機能のことです．検索エンジンは数種類あり，日常的に皆さんも使っているはずです．それぞれの特徴を知ることで，効果的な検索が可能となります．

■ ロボット型

　別名フリーワード型検索，全文検索型検索とよばれ，代表的なサイトとしては「Google」，「Yahoo! JAPAN」，「goo」，「Bing」などがあります．専門用語の検索や RQ の吟味にはロボット型で情報収集をすることがコツといえます．

■ ディレクトリ型

　別名カテゴリ型検索ともよばれ，日常臨床での製品情報の検索や RQ を見つけ出す時期に活用できる検索エンジンです．以前はディレクトリ型の検索エンジンが中心でしたが，登録に手間がかかるため，現在ではロボット型の検索エンジンが主流となっています．

■ メタ検索型

　通常，検索エンジンには，ウェブサイトの情報が膨大なデータベースに蓄えられており，ポータルサイトが提供するサービスのひとつになっています．メタ検索型は自前でデータベースを構築せずに，他の検索エンジンのデータベースを利用したエンジンです．

　各検索エンジンの特徴を**表 2-1** に示しますので，有効的に活用してみてください．まず手はじめに自分の RQ をそのまま検索エンジンに入れてみてはいかがでしょう．

論文検索の方法とコツ

よい研究は，よい論文を読み込んで，よい論文を引用して生み出されます．先人の論文を読まないで，よい研究を生み出すのは至難の業です．図書館がないから，調べに行く時間がないから，論文検索する資金がないから，すぐに手に入らないから……．いろいろな理由（言い訳）を付けて論文検索から遠ざかってはいませんか．いまの時代，それは理由にはなりません．パソコンだけではなく携帯電話，スマートフォンが普及した現在，インターネットを活用した情報検索ができない環境にいる人はほとんどいないでしょう．それでは，どのように検索したらよいでしょうか．

論文検索には，検索する対象により全文検索とアブストラクト（abstract：要旨）検索の2通りの方法があります．ともに，インターネットを活用した情報検索により検索が可能です．全文検索は入手が無料のものと有料のものがあり，要旨検索はほぼ無料で入手できます．全文検索で入手できた論文は，後に自分の論文作成において“引用論文”として活用できるので，先行投資と考え出費を惜しまないようにしましょう．

一般的には和文（日本語）と英文（英語）が検索対象になります．英文であればPubMed（https://pubmed.ncbi.nlm.nih.gov/）がもっとも使いやすく，質の高い論文を検索することができます．PubMed で検索して，“Free”や“Open access”の文字が見えたら，この論文は無料でダウンロードできます（図 2-1）．

対象が和文の場合，以下のサイトからオンラインで入手（有料）するのが一般的です．

12. **Safety and efficacy of oral rehydration therapy until 2 h before surgery: a multicenter randomized controlled trial.**
Itou K, Fukuyama T, Sasabuchi Y, Yasuda H, Suzuki N, Hinenoya H, Kim C, Sanui M, Taniguchi H, Miyao H, Seo N, Takeuchi M, Iwao Y, Sakamoto A, Fujita Y, Suzuki T.
J Anesth. 2012 Feb;26(1):20-7. doi: 10.1007/s00540-011-1261-x. Epub 2011 Nov 1.
PMID: 22041970 [PubMed - indexed for MEDLINE] **Free PMC Article**
Related citations

13. **Oral rehydration therapy for preoperative fluid and electrolyte management.**
Taniguchi H, Sasaki T, Fujita H.
Int J Med Sci. 2011;8(6):501-9. Epub 2011 Aug 25.
PMID: 21897763 [PubMed - indexed for MEDLINE] **Free PMC Article**
Related citations

図 2-1　PubMed で検索して“Free”の文字が見えたら，無料でダウンロードが可能（もちろん合法です）

・メディカルオンライン（https://www.medicalonline.jp/）
・医学中央雑誌刊行会（https://www.jamas.or.jp/）
・CiNii 国立情報学研究所学術情報ナビゲータ［サイニィ］（https://cir.nii.ac.jp/）

　どのくらいの数の論文を検索したらよいのでしょう．答えは，ひとつの研究でおよそ 20〜30 本程度の論文を検索するようにすることです．アブストラクトに目を通して，核となる文献を 2〜3 本ピックアップして全文を手に入れ，次の 4 点に着目して読み込みましょう．
①先行研究の結果から明らかにされていることはなにか？
②先行研究の結果から明らかにされていないことはなにか？
③論文の中で著者が投げかけている課題はなにか？
④研究方法など，先行研究の限界と問題点はなにか？（これがもっとも参考になる）
　論文を読んだら，この 4 点の答えを箇条書きにしておきましょう．後できっと役に立つ情報になることでしょう．論文のアブストラクトだけを読んで引用論文としてしまうのは NG です．慣れた査読者であれば，アブストラクトしか読まずに引用したことはすぐに判定できます．雑誌によっては，引用論文の全文提出を求める場合もあります．自分の論文に引用した論文は一生の宝になりますので，全文を大切に保管しておきましょう．

✒ RQ が定まったら，FINER を最終確認

　皆さんが作成した RQ が妥当であるか否かを評価する必要があります．その際に，表 2-2 の FINER（フィナー）を確認してください．FINER とは，臨床研究を始めるにあたって，その RQ が妥当か否か，つまり的外れではないかをチェックするための項目です．

Feasible——この研究が実施可能か否かをみます．たとえば，次のような研究は計画を考え直すべきです．
　・予算がかかりすぎる，期間が長すぎる，対象者の負担が大きすぎる．
　・対象者が集まりそうもない，研究方法が難しすぎる，など．
Interesting——この研究に対して世間が興味をもってくれるか否かをみます．たとえば，次のような研究は興味をもってもらえるか疑問です．

　ウェブサイトでも，探している論文の PDF 版が無料で入手できることがあります．それは，無料でインターネット上に公開されている雑誌で，最近増加傾向にあります．入手したい論文のタイトル＋ PDF と入力してみてください．たとえば「術前経口補水療法は安全な術前体液管理方法である＋ PDF」を試しに入力してみると……．全文が入手できるかもしれません！

　無料の検索サイトも，最近は充実しています．どんどん利用して検索してみましょう！　これは，立派な"裏技"です．

● 無料で論文検索のできるお役立ちサイト

利用システム	分野	内容紹介	文献入手
CiNii Research	全分野	学協会刊行物・大学研究紀要・国立国会図書館の雑誌記事索引データベースなど，学術論文情報を検索の対象とする論文データベース・サービス	図書・雑誌の書誌・所在図書館情報の検索．文献取り寄せ・複写サービスは行わない（図書館所蔵の文献は最寄りの利用図書館に要問合せ）
J-STAGE（科学技術情報発信・流通総合システム）	全分野	国立研究開発法人科学技術振興機構（JST）が構築した日本の科学技術情報の電子ジャーナル出版を推進するプラットフォーム．日本の学協会が出版した最新の論文の検索，閲覧が可能	ほとんどが無料で閲覧可能．一部認証付きの論文や，有料販売されているペイ・パー・ビュー（PPV）の論文あり
Minds ガイドラインライブラリ	医学	厚生労働省の委託を受け，公益財団法人日本医療機能評価機構が運営．質の高い医療の実現を目指し，患者と医療者の双方を支援するため，診療ガイドラインと関連情報を提供	閲覧無料
Crossref Metadata Search	全分野	電子ジャーナルに配布されるコード（DOI：デジタルオブジェクト識別子）登録機関による検索サービス．登録対象は学術雑誌，書籍，会議議事録，研究報告書，技術報告書，データセットなど	閲覧無料（一部有料）
Webcat Plus	全分野	国立情報学研究所（NII）が提供する，主として大学図書館所蔵の図書・雑誌の書誌・所在図書館情報を検索できるサービス．検索キーワードを入力すると関連する図書や作品・人物などの情報を連想して検索できる．大量の情報の中から人間の思考方法に近い検索技術「連想検索」にて必要な図書を効率的に探せる	図書・雑誌の書誌・所在図書館情報の検索．文献取り寄せ・複写サービスは行わない（図書館所蔵の文献は最寄りの利用図書館に要問合せ）

　たとえば J-STAGE の検索条件に「谷口英喜」と入れて検索すると，こんなにたくさんの論文がヒットし，全文無料でダウンロードできてしまうのです．

・日本臨床麻酔学会誌（12）

・外科と代謝・栄養（10）

・日本集中治療医学会雑誌（5）

・日本静脈経腸栄養学会雑誌（2）

・静脈経腸栄養（3）　　　　　　　　　　　　　　　　（2023 年 8 月 4 日現在）

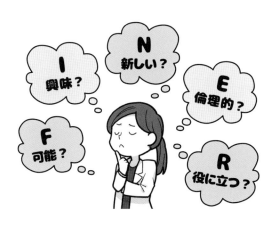

表2-2　RQの妥当性を評価する"FINER"

1. Feasible（可能な）
   実現可能な研究ですか
2. Interesting（興味のある）
   興味をもってもらえる研究ですか
3. Novel（新しい）
   新規性がある研究ですか
4. Ethical（倫理的な）
   倫理的配慮がなされている研究ですか
5. Relevant（役に立つ）
   世の中に役に立つ研究ですか
   ↓
   見つかった研究テーマが妥当か
   FINER でチェックしよう！

5項目すべてが満たされて価値のある RQ と判断される.

　・あまりにも専門性が偏って誰も行っていない分野の研究.

　・研究結果が世の中の役に立ちそうもない研究.

Novel——この研究に新規性があるか否かをみます. たとえば, 次のような場合は新規性なしと判断されます.

　・研究手法も対象も先行研究をまねた研究.

　・改めて臨床研究を実施しなくても, すでに結果が明白な研究.

　・新規性があると思っていても, すでに先行研究が実施されていた場合.

Ethical——この研究が倫理的に妥当か否かを判断します. 栄養関連の先行研究で次のような研究がありましたが, このような例は倫理的に問題です.

　・飢餓状態を観察するために1カ月間にわたり水分以外は摂取させなかった.

　・腸管の Bacterial translocation を見るために, 介入試験後に腸管組織を生検した.

　・健康ボランティアに中心静脈カテーテルを挿入して栄養関連の研究を実施した.

Relevant——この研究が世の中のために役立つか否かをみます. 研究者のためにだけに役立つような研究, 一部の対象にしか役に立たないような研究は, 妥当な研究とはみなされません. 研究計画の目的が, 明らかに世の中のために役立つことが明記できるような研究計画を立てましょう.

　FINER では, 上記の5項目を客観的視点で評価するのですが, 残念なことにチェックリストのような指標はまだ存在しません. 研究協力者と

FINER の各項目について，研究の妥当性をじっくり検討することが必要です．この際，できるだけ多くの人に客観的な評価をしてもらいましょう．共同研究者，共同演者となるメンバーには，必ず確認してもらうことをお勧めします．倫理審査でも評価してくれます．しかし，妥当でないと判定されたときのダメージは，計りしれないものです．倫理審査の前での検討が必須です．

Coffee break

RQ との出合い——日常臨床の疑問からガイドラインが生まれる

◉ 日常臨床に疑問が生じました（ステップ 1：RQ 作成）

　私は麻酔科医でしたので，手術室に入室すると，のどが渇いた，お腹がすいたと患者が訴える光景を目のあたりにしてきました．気管挿管のために喉頭展開すると，案の定口腔内は乾燥していました．脱水状態ですので，麻酔導入薬により血圧は劇的に低下して，急速輸液をすることの繰り返しでした．急速輸液をすると腸管浮腫が生じますので，外科医と麻酔科医でよく口論になっていました．術前に下剤を使って絶飲食にした脱水状態では，麻酔科医は急速輸液せざるをえない状況だったのです．

　そんな状況をみているうちに，ふと思いました．仮に，手術直前まで飲水ができたら，患者は楽になるし，輸液も不要だし，麻酔の導入時にも循環変動が少なくなるかもしれない．本当に，術前は絶飲食にしないといけないんだろうか？という疑問が生じました．

◉ 情報を検索したら驚愕の事実！（ステップ 2：情報検索）

　情報を検索した結果，術前飲食のガイドラインが日本にない事実を知りました．諸外国での術前飲食に関して検索してみると，各国の麻酔科学会から術前飲食ガイドラインが公表されていました．その中身を見て，驚嘆しました．「飲水は 2 時間前まで，飲食は 6 時間前まで可能」とされているではありませんか！　多くの研究結果を見てみると，術前の飲水は量にかかわらず清澄水ならば 2 時間前まで安全であることが明らかになりました．驚くことに，絶飲食に比べて飲水したほうが胃液量が減少し，酸度も薄まるとの結果でした．メンデルソン症候群も，たまたま起きた一例であって，必ずしも起きやすいわけではないとの結論でした．同時に，日本に術前飲食のガイドラインがない事実も知ることになりました（驚！）．

◉ FINER を検証しました

Feasible：経口補水液は胃から小腸への排出が早い飲料ですので，術前に検証するにはもってこいの飲料でした．まずは，経口補水液で安全性を確認することが実現可能と判断されました．

Interesting：術前輸液の代わりに経口補水療法を活用する，おそらく同等であろうと誰しもが想像できたことでした．科学的根拠をもって，この事実を証明するRQには興味が注がれました．

Novel：経口補水療法は脱水症の改善を目的に開発された飲料で，周術期に活用することは，当時は画期的でした．

Ethical：諸外国ではすでにガイドラインになっていた項目の検証ですので，倫理的にはまったく問題のないRQでした．

Relevant：患者も医療者も術前絶飲食期間の短縮は望んでいたことで，誰もが大丈夫と思っていたことに確証を付け加えることは，興味がもたれたRQでした．

◉ 論文発表の3年後にはガイドライン化

RQに対して実施された臨床研究結果が2009年に論文化されました．その後，多施設共同研究が実施され，2012年に日本麻酔科学会より「術前絶飲食ガイドライン」が公表されるに至りました．2014年に日本麻酔科学会による実態調査の結果，ガイドライン施行前は約9時間であった術前の絶飲食時間が，施行後には約2.5時間にまで短縮されたことが明らかにされました．この報告を聞いたときが，臨床現場で疑問に思ったRQに対して臨床研究を実施して，社会貢献にまで至ったことを実感できた瞬間でした．

MEMO

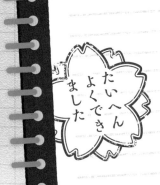
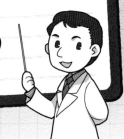

研究計画書を実際に書いてみよう

たいへんよくできました

　ここでは，皆さんが見つけ出した RQ に対して，研究計画書を作成する過程について解説します．はじめて研究計画を披露するときには，誰もが緊張します．ところで，研究計画書の中でもっとも評価される部分がどこか，ご存じでしょうか．それは**"方法"**です．研究計画書の書き方のコツは，評価される部分から書き始めることです．決して，背景や目的から書き始めないで，もっとも評価される**"方法"**の部分から始めましょう．方法の中でもとくに重要なのが"アウトカムの設定"です．そして，"PECO（ペコ）または PICO（ピコ）"も忘れずに．

研究計画書の記載項目は決まっている

　研究計画書に記載する項目は，表 2-3 に示した 11 項目が基本です．この 11 項目に沿って研究計画のアウトラインを練ってみましょう（あくまでも下書きとして）．11 項目のうち，どこから手をつけるのかを間違えないようにしてください．本書では，これから何度も強調していきます．「よい研究，よい論文は，研究方法が充実している」．研究計画書はどこから書くのですかと聞かれたら，答えは「研究方法から」です．慣れない人では，背景や目的を考えていつまでも前に進めない光景をよく目にします．皆さんはいかがでしょうか．研究方法を書くコツは，先行論文の研究方法を参考にすることに尽きます．

　それでは，研究計画書に記載する 11 項目について，書き方のコツを交え解説していきましょう．

表2-3 研究計画書に記載すべき11項目

1．表題
2．研究の背景
3．研究の目的
4．研究の方法（◀ここから手がけること）
5．研究結果の予測と意義
6．倫理的配慮
7．利益相反
8．研究の期間と予算
9．参考とした文献
10．研究結果の発表予定，論文作成の予定
11．研究組織

✒ 表題

　研究の顔になりますので，研究の内容を端的にあらわしたものにしましょう．奇抜な表現や造語を使用するのはやめましょう．本題のほかに研究題目には副題をつけてもよく，副題は印として「―」や「～」などで示します．本題が長くなりすぎないように，副題をうまく活用しましょう．
例）術前経口補水療法の有効性に関する検討
　　　―絶飲食の状態と比較した前向き研究―
　副題をうまく活用することで，どんな対象と，どんな研究手法で有効性が実証されるかが明確に表現されます．
　ただし，副題はそもそも連続した研究テーマで使うものと考えている査読者もいるので，そう指摘された場合には，本題が長くても仕方ありません．

✒ 研究の背景

　先行研究の結果を引用して，RQの現状を述べます．さらに，自分の研究の必要性や重要性を付け加えます．背景では，以下のような言い回しを使用しましょう．事例的な研究であれば，研究テーマの決定に影響を与えた自分自身の経験や経歴を述べるのもよいでしょう．ただし，あまり背景に力を入れすぎてしまっても計画書のバランスが崩れます．また，方法を確立してから，方法に見合った背景へと書き直すことも可能です．

〈必須項目〉

　　・先行研究とその引用文献.

　　・本研究の開始に至った経緯，必要性，重要性.

〈ベストな言い回し〉

　　・……を体系的に理解することが必要である.

　　・……を究明する必要があると考える.

　　・……は……であるから，本研究は周術期の管理にとって重要である.

　　・……は……であるから，本研究を実施する必要がある.

研究の目的

　　研究を実施する目的を端的に述べましょう．背景の繰り返しにならないように，誰が，誰のために，なにをするのか，などを明記します．仮説を立てて，「……という仮説を検証する目的で本研究を実施する」とするとわかりやすいでしょう.

　　研究の目的は「実験・調査・経験をすること」ではありません．自分が主語になるのではなく，「社会の・人類の・患者さんのために……をする」ことを念頭に目的を書きましょう．目の前にある目的より一段上位の目的を考えてください.

〈ベストな言い回し〉

　　・……の視点から，……が……であることを明らかにする.

　　・……の立場から，……を解明しようとする.

　　・……について……の方向から考えることで，……が……であることを示す.

　　・……という仮説を検証する.

研究の方法

　　研究計画書を書く際に，はじめに手がける部分です．その理由は，研究方法が研究計画書でもっとも大切な項目であるからです．背景や目的を先に書いてしまうと，研究方法をそれらに合致させようとして窮屈な展開に

なってしまいます．研究計画書の花形ともいえる研究方法を，はじめに時間をかけて詳細に書きましょう．臨床研究のコツは，誰が実施しても同じレベルでできる「普遍的な研究方法の確立」です．研究計画書でも，学会発表でも，論文作成でも，評価は「研究方法」で行われます．どこよりも詳しく，ボリュームを増やして書いてもよい部分でもあります．

・誰でも読めばわかる程度にまで掘り下げて，文章化しておきましょう．
・読んだ人が実験や調査をまねできる程度にまで掘り下げておきましょう．
・研究の方法はできるだけ詳しく，具体的に書きましょう．具体的に書くことが，この研究が実現可能であることをアピールすることになります．「研究方法」を詳しく書いておけば，論文化する際には，そのまま，あるいは字数を削れば使えるのです．

研究方法の項に必ず記載する項目は研究デザイン，研究対象，アウトカムの設定と評価方法，統計処理方法です．それぞれについて，詳しく説明いたしましょう．

Coffee break **方法を詳細に書くことで将来はロボットが研究を実施するようになる？**

◉ **研究の方法は可能な限り詳しく，具体的に**
・使用した栄養剤の製造元，成分まで．
・体重計を使用したら，体重計の製造元，機種番号まで．
・採血をしたら，分析をどこの会社でどのような方法で実施したのかまで．

◉ **方法の詳細な記載は研究不正を防ぐ**
研究不正をなくすためには，方法を詳細に記載させ，誰が研究を実施しても同じ結果が出るようにすることしかありません．将来的には研究は人工知能をもったロボットにより実施される時代がくるかもしれません．ロボットに研究をさせれば，結果のブレも少なくなりますし，なにより不正はゼロになりますよね．そうしたら，私たち研究者は研究のプログラムだけ企画すればよい……という時代になるのですね．臨床で患者さん相手に研究を実施してきた自分にとっては，ちょっと寂しい気もします．

☑ 研究デザイン

　表2-4に示した理由から，研究デザインは研究計画書，研究方法の項で，もっとも重要な部分といわれています．研究・論文の質が問われる部分でもあります．デザインが妥当でない研究に成功はありません．研究デザインは，研究開始後には変更ができませんので，RQの解決に最適な研究デザインを選択しましょう．

　繰り返し申し上げます．臨床研究で大切なことは「同じ方法で誰が研究を実施しても同じ結果が得られるようなデザインである」ということです．それを実現するためのコツが，これです．

・自分の研究が属する臨床研究のデザイン（表2-5）を明記しましょう．
・特に，介入研究の場合には，PECO（ペコ）またはPICO（ピコ）を設定しましょう（表2-6）．
・図表を駆使してビジュアルで研究予定を明確に伝えることが大切です（図2-2）．

表2-4　研究デザインの重要性

1. 論文のなかでももっとも詳細に述べる必要がある
2. 研究・論文の質が問われる部分である
3. デザインが妥当でないと結果もともなわない
4. RQの解決に最適な研究デザインを選択する
5. 大切なことは「同じ方法で誰が研究を実施しても同じ結果が得られるようなデザインにする」ことである

表2-5　臨床研究デザインの種類

観察研究	介入研究
①横断研究（クロスセクショナル研究） 　調査対象について1回だけ（1時点だけ）で調査を行うデザイン ②前向き研究（コホート研究） 　調査対象を複数の群に分け，その集団を一定期間にわたって追跡し，ある疾患の発生など，将来における健康影響を検討するデザイン．指標は相対危険度 ③後ろ向き調査（ケース・コントロール研究） 　結果の有無で群分けし，過去の要因の保有率や曝露率を比較し，疾患・健康状態を引き起こした危険因子を検討するためのデザイン．指標はオッズ比	2群以上の複数群に対して，研究者が群ごとに異なった介入や処理を意図的に行い，効果を比較するデザイン 仮説　対照群に対して 　　　　……をしたら 　　　非対照群に対して 　　　　……な効果がある を検証する研究デザイン 例；ランダム化比較試験

表 2-6　介入研究に必要な PECO（PICO）の設定

Patient（患者），Participate（参加者），Problem（問題）
　研究対象を誰（何）にするのか？
Exposure（曝露）または Intervention（介入）
　どのような曝露または介入を行うのか？
Comparison（比較）
　どのような対象と，項目で比較するのか？
Outcome（転帰，結果）
　どのような結果を評価するのか？

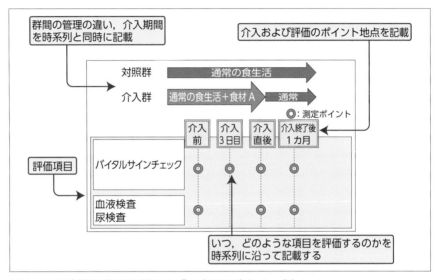

図 2-2　研究計画書に記載する「研究の予定」の一例
図表を駆使してビジュアルで研究の予定を明確に伝えることが大切.

✔ 研究対象

どのような集団を対象とするのかについてまとめます.

・対象の適合（選択）基準と不適合（除外）基準を明記します.

・対象が所属する施設，性別，年齢および疾患なども規定します.

・群分けを行う必要のある研究では，群分けの基準および方法，予定して
　いる対象者数を記載します. この際，群分けは誰が，なにを，いつ，ど
　こで，どのように割り付けしたのかも述べます.

　各群にネーミングするのも，ここで行うとよいでしょう. たとえば，

・術前経口補水療法（PO-ORT）を行う群を P 群

・行わない群を対象（control）として C 群

などとネーミングします.

〈記載例〉

> 待機的結腸切除手術患者への術前のロイシン強化飲料および運動介入効果の検討
> ―適切な介入期間，ロイシン負荷量および運動介入法の探索研究―

> 研究対象者の選定方針
> 対象患者で，(2) 適格基準を満たし，かつ (3) 除外基準に該当しない者を選定する．
> (1) 対象患者
> 　　待機的結腸切除手術患者
> (2) 適格基準
> 　　① 40 歳以上
> 　　② 済生会横浜市東部病院患者支援センター外来を受診した者
> 　　③ 大腸がんで悪性腫瘍と診断された者
> 　　④ 術前 8 日間以上の介入期間を確保できる者
> 　　⑤ 本研究内容を理解し，文書による同意が得られた者
> (3) 除外基準
> 　　① 経口から食品を摂取できない者
> 　　② 乳成分にアレルギーのある者
> 　　③ 糖尿病と診断され現在治療中の者
> 　　④ eGFR40 未満の者または慢性腎臓病の疑いがある者
> 　　⑤ 同意取得時に研究責任者が参加不可能と判断した者

☑ アウトカムの設定

　最終的な結果，成果や評価のことをアウトカム（outcome）とよびます．統計学の世界ではエンドポイント（endpoint）とよぶこともあります．「アウトカムのない研究はない」とまでいわれるほど重要であり，その設定により研究の質が判断されます．言い換えれば，アウトカムは研究の“売り”，“もっとも自慢したいこと”ともいえます（表 2-7）．

・アウトカムは研究開始前に設定し，研究途中での変更は御法度です．

・一番アピールしたいアウトカムである主評価項目（研究の“売り”＝primary outcome）はひとつに絞り，いくつも欲張らないこと．

・その他のアウトカムである副次評価項目（secondary outcome）に分

表 2-7　2 種類のアウトカムの設定方法（設定のコツ）

◉ primary outcome（主評価項目，一番の売り）
　もっとも他の研究と"差をつけたい"評価項目
　研究成果として"自慢したい"評価項目
　　例（本書の主評価項目）本書の読者が 5 年以内に書いた論文の数

◉ secondary outcome（副次評価項目，おまけの売り）
　主評価項目を研究した副産物として生まれる評価項目
　　例（本書の副次評価項目）本書の読者が送ってくれた感想の数
　　　編集者に届いたメールや手紙の数
　　　本書の売り上げ数など

けて記載することが原則です．

〈記載例〉

評価項目
主評価項目：術後の DREAM 達成率（術後 1 日目，3 日目，5 日目）
DREAM 達成基準（下記 1〜3 の合計点が 8 点以上で達成とする）
1.　DRinking（飲水）が 3 点以上（飲水ができない（0 点），飲水できる（3 点））
2.　EAting（食事）が 2 点以上（摂取量が 0 割（0 点），3 割（1 点），6 割（2 点），7 割以上（3 点））
3.　Mobilizing（離床）が 3 点以上（離床できない（0 点），座位まで（1 点），立位まで（2 点），歩行可能（3 点））
副次評価項目：体組成（体重，除脂肪量，筋肉量，体脂肪率），トランスサイレチン，術後合併症，在院日数
※ DREAM とは著者の施設で使用している術後回復の指標で，DRinking（飲み始める），EAting（食べ始める），Mobilizing（動き始める）の頭文字をとったもの．

☑ アウトカムの評価方法

　研究計画書の中で，アウトカムの評価方法を記載します．体温であれば「何時に，身体のどこの部位で，どこのメーカーの体温計を使って，誰が，何回計測する」というところまで詳細に記載します．「この記載に従えば，自分以外の人が測定を行っても同じ結果が得られる」ことを目標にします．したがって，記載量は多くても多すぎることはありません．詳細に記載してください．

☑ 統計処理方法

　得られたデータの処理方法を述べます. 統計解析を実施する統計ソフト, その製作会社名, バージョンなども詳細に記載します. 主評価項目および副次評価項目のすべてに関して, 具体的に評価項目をあげて, 項目ごとに実施する統計解析方法を記載します. 予定していた採血ができなくて欠損したデータや脱落した対象者のデータの扱い, および予定している統計処理方法を記載します. また, 研究対象に設定した対象者数がある場合は, その算出の根拠について先行研究を引用して記載する必要があります.

〈記載例〉

統計解析

DREAM 達成の可否で 2 群に分け, リハデイズ摂取量, 1 日のウォーキング平均歩数, 握力トレーニング平均回数, 体組成（体重, 除脂肪量, 筋肉量, 体脂肪率）, トランスサイレチン, 在院日数に差があるかどうかを T 検定で比較する.

DREAM 達成の可否と術後合併症の有無について χ 二乗検定を行う.

DREAM 達成の可否を目的変数, リハデイズ摂取量（1 本または 2 本以上）, ウォーキング歩数（5,000 歩未満, 5,000 歩以上）, 握力トレーニング回数（30 回未満, 30 回以上）を説明変数としてロジスティック回帰を行う.

適切な介入期間に関しては, 介入期間と各種評価項目との Pearson 相関係数を求める.

有意水準はいずれも両側 5 ％とする. 使用するソフトは JMP10.0.2（SAS Institute Inc）とする.

具体的に評価項目をあげて, 項目ごとに実施する統計解析方法を記載する. 最後の行で有意水準と統計ソフトに関して記載する.

目標症例数　100 例

＜症例数の設定根拠＞

本研究に類似する文献を検索したが, リハデイズのロイシン量に相当するロイシン 2,300 mg を短期間の摂取で SMI を検討した研究例は過去に報告されていない. そのため, 当院診療科での診療実績と研究予定期間である 1 年間を想定して, 対象者を算出した. 本研究は, 100 例の探索的な研究である.

※ SMI：skeletal muscle mass index（骨格筋量指数）.

　上記の研究は探索研究なので先行研究の引用はしていません.

以下には，先行研究を必要とした場合の記載パターン例を示します．

> 自立在宅高齢者用かくれ脱水チェックシートの開発
> —介護老人福祉施設の通所，入所者を対象としたかくれ脱水に関する継続研究—
> 本研究では，先行研究と同様に，かくれ脱水群を「血清浸透圧値が292から300 mOsm/kg・H_2O」，非かくれ脱水群を「血清浸透圧値が292 mOsm/kg・H_2O 未満」と定義した[5)6)]．われわれの先行研究[5)6)]でかくれ脱水の分析を20名程度で集積した結果からかくれ脱水チェックシートの考案に至った経験より，本研究でも20名程度のかくれ脱水の分析を目標とした．施設におけるかくれ脱水の比率は約22％程度であるが，自立生活高齢者では食生活や飲水習慣が整っていると予想した．自立生活高齢者におけるかくれ脱水の比率は全体の20％程度と仮定して，10％の調査脱落を想定し110名を目標対象者数と設定した．また，本研究では季節性の変化を分析して，通年を通したチェックシートの開発を目指すために，春（4月）と夏（7月）に同様の調査を合計2度実施した．したがって，目標対象者数は，春（4月）に110名と夏（7月）に110名の合計220名とした．

第58回日本老年医学会学術集会最優秀演題賞受賞論文に選出されたかくれ脱水に関する臨床研究論文です．

研究結果の予測と意義

研究結果を予測せずにやみくもに研究を進め，途中で暗礁に乗り上げてしまう光景をしばしば目にします．研究には仮説があり，理論的に成立する結果予測が必ずあるはずです．そして，研究結果が世の中にどのように役立つか研究の意義を述べる必要があります．

一見するとつくり話のようにも思えます．しかし，たとえば会社であれば事業の予算を得るには，その予算を使用して得られる利益を予測します．その事業が会社にどのような意義をもたらすかを明確にしておく必要があります．臨床研究も実施には資金が必要です．その資金を獲得するためにも，研究結果の予測と意義は欠かせない事項といえます．

〈記載のコツ〉

FINER の原則に則って，実現可能な範囲で研究予測を述べます．PICO

（PECO）を具体的に述べ，アウトカム（O）が予測に相当します．そのアウトカムがどのように社会に役に立つかを付け加えるとよいでしょう．くれぐれも，実現不可能な夢のような内容を記載することは控えましょう．

〈ベストな言い回し〉

本研究は……できれば……に役に立つ社会的重要性のある研究である．

〈記載例〉

本研究では，TOPS の指導を受けて術前に 8 日間以上，骨格筋タンパク合成に有効であるとされるロイシンを 2,300 mg 含有した飲料であるリハデイズ（株式会社大塚製薬工場）を最大 3 本／日摂取し，最大 5,000 歩／日程度のウォーキングをこなし，握力トレーニングとして，10 kg のハンドグリップを最大 30 回／日行う．その結果，術後の DREAM 達成率を評価し，DREAM 達成に必要な栄養摂取量や運動負荷量を算出する．また，本研究で用いるリハデイズは食品であるが，対象者が患者であることを加味して，介入前後で採血を行い，安全性の評価も行う．

これまで TOPS の診療業務として術前に栄養やトレーニングの介入を行ってきたが，摂取期間や摂取量，栄養組成や運動メニューなどエビデンスに基づいた明確な基準を設けることが出来なかった．本研究において術前の介入効果が示されれば，術前栄養介入と運動介入の目安となる基準を設けることが出来る．それにより，わが国で今後多くの症例に対する周術期支援が実施されることが期待される．

注 TOPS：著者が運営している済生会横浜市東部病院患者支援センターの名称．
Tobu Hospital Patient Support center（通称 TOPS トップス）．

倫理的配慮

倫理審査については別項で詳しく解説します．ちなみに，研究発表や論文発表においては倫理審査を通過していることが必須条件となります．具体的には，倫理審査通過の際に付加される倫理審査番号を発表スライドや論文に掲載します．

ここでは，研究計画書への記載の際に，どこまでの倫理的配慮を行う必要があるかについてお伝えしましょう．臨床研究によって，患者さんの権利や尊厳を侵害しないように，研究の準備段階から論文の発表，さらには実践への活用といったすべてのプロセスにおいて，倫理的配慮が徹底される必要があります．意義や必要性がない研究は倫理に反することを覚えて

おきましょう.

　計画書には，万が一，面接中や実験の途中で対象者に不利益や悪影響が生じた場合，ただちに研究を中止することを記載します．そのときの対応策についても記載しておく必要があります．同様に，記述式アンケートでも非常に個人的なことを質問するような場合，質問に答えることで対象者の尊厳を傷つけないかについても，配慮します．具体的に記載に要する時間の目安や量（A4 用紙で 2 枚程度，など）を記載します.

✅ こんなことでも倫理的配慮に欠けていると指摘される

■ 研究に際して必要な食事摂取頻度調査のための面接

　面接調査では，インタビューが対象者に苦痛となる場合もあります．たとえば，インタビューの内容が対象者にとって思い出したくないつらい体験であったなら，聞かれること自体不愉快なことかもしれません．食事の内容や量も，覚えていないものを無理やり思い出させたりすることはいけません．あくまでも，自主的に答えてくれる範囲が対象になります．また，インタビューの時間が長いことによる身体への負担も考慮が必要です．ち

Coffee break

ウェブによる倫理研修

　ヘルシンキ宣言や，ヒトゲノムと人権に関する世界宣言などの国際指針，および国内で定められる各種研究倫理指針の趣旨に沿った倫理的配慮が求められます．最近では，これらの内容を e-learning として学べるウェブが普及しています．多くの倫理委員会では，倫理研修として自施設で行う講習会に加えて，ある一定レベルの倫理的知識を維持する目的で，ウェブを活用した学習を臨床研究実施の必要条件としています.

◉ **ICR 臨床研究入門 ICRweb（http://www.icrweb.jp/icr-index.php）**
　ICR とは臨床研究入門（Introduction to Clinical Research）の略称でICRweb ともよばれます．このサイトは，厚生労働科学研究費補助金による研究事業として作成された臨床研究教育システムのためのウェブサイトです．いつでも学習がスタートできる e-learning システムとなっていますので，倫理研修の一環として臨床研究に携わる方の受講が全国どこにいても時間を問わず可能となりました．ICRweb は実際に臨床研究を実施する医学研究者だけではなく，それを支援する CRC（臨床研究コーディネーター）をはじめとする臨床研究専門職の方々，倫理審査委員会の委員や倫理審査委員会事務局，研究の事務的なお手伝いをする方々すべてを対象に，臨床研究に必要な知識を提供しています.

なみに，研究でなくて通常の業務でも行われているのであれば問題はありません．

■ 記述式アンケート調査

　たとえば忙しい診療の合間や体調が十分回復していない術直後に行うアンケート調査などは，身体への負担が大きいと判断されます．また，アンケート内容が対象者にとって不快であったり，記載項目が多かったり，時間を長く要したりすることも負担になり，倫理的配慮に欠けていると判断されます．

☑ 研究計画書において倫理的配慮の記載が必要な項目①　個人情報（プライバシー）の保護

　研究データには個人的な情報が多く含まれています．住所や名前，電話番号はもちろん，病歴，家族構成，年齢，性など，どの情報が特定されてもいけません．当然，対象者のプライバシーは，厳重に守らなければなりません．そのためには，情報漏えいの防止，匿名性と守秘義務，データの保護に努めます．プライバシーは，情報収集から研究発表まで臨床研究のすべてのステージにおいて保護される必要があります．

■ 情報収集

　実際にデータを収集するときから，プライバシーの保護が重要です．患者さんにインタビューを行う場合，大部屋のベッドサイドなどで行うと，ほかの患者さんに聞こえてしまいます．インタビューは，できるだけプライバシーが守られる空間で行われるべきです．

　記述式アンケートを回収する際にも，記載内容が漏えいしないように注意が必要です．封筒に入れて封をして，回収ボックスに投函する，あるいは郵送する方法をとるのがよいでしょう．回収ボックスは，投函口を必要以上に大きくせず，中も簡単には見えないようにしましょう．研究者や研究協力者が直接回収することは，バイアスにもつながりますので止めましょう．

〈記載のコツ：プライバシーの保護と具体策を記載〉
　インタビューの場合は，インタビューのタイミング，内容，誰が行うのか，どれくらいの時間を要するのか，どこで行うのか，プライバシーが保護されているかを記載します．アンケートも，内容，いつ誰が配り，どの

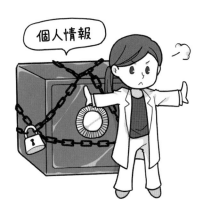

ように回収されるのか，どこの回収ボックスにどんな形式で，いつまでに投函するのかを記載します．

■ 回収した情報の保護

　現在では，インタビュー内容やアンケート結果はそのままのデータ（生データ）を扱うことはなく，エクセルなどのソフトに入力されることが一般的です．研究者以外が誰のデータなのか判別できないように，ソフトにデータが入力される際には，氏名ではなく数字やアルファベットなどを使い，本人が特定できないようにします．

　インタビューの録音内容などはソフトに入力後はただちに録音を消去し，記述式アンケートでもデータはできるだけ数値化し，ソフトに入力した後に責任をもってシュレッダーなどで破棄します．ソフトに入力したデータの厳重管理も重要で，エクセルやワードのファイルにはパスワードを設定しましょう．USB メモリやパソコン本体を研究施設から持ち出した時点で紛失するおそれがありますので，持ち出さないようにしたほうが安全です．さらには，これらのデータはすべて施錠付きの保管庫に格納しておく必要があります．

〈記載例〉

個人情報等の取扱い
研究実施に係る試料等は，対象者の個人情報とは無関係の番号を付して管理し，対象者の秘密保護に十分配慮する．試料等を研究事務局等の関連機関に送付する場合はこの番号を使用し，対象者の個人情報が院外に漏れないよう十分配慮する．また，研究の結果を公表する際は，対象者を特定できる情報を含まないようにする．研究の目的以外に，研究で得られた対象者の試料等を使用しない．

試料・情報の保管，廃棄の方法

収集するデータ，生体試料，遺伝子情報など

次の症例登録用紙に記載された項目を電子カルテから収集する．

(1) 収集した情報の匿名化，対応表などの管理者，保管場所，管理方法など

研究事務局を TOPS に設置し，データ管理者が TOPS において患者登録を実施する．登録情報および症例情報は登録順に登録番号が割り振られ，登録番号ごとに検査データおよび臨床情報は TOPS 内で管理される．当院 ID と登録番号の対照表は別に TOPS 内に管理される．研究代表者または研究分担者は登録用紙に必要事項を記入し，登録用紙を保管する．いずれのデータも，TOPS（済生会横浜市東部病院 1F, 16番）内のカギのかかる保管場所に保管される．データ管理者により 1週間毎に保管確認が実施される．また，TOPS に設置されたコンピューター内にもデータは保管され，コンピューターの起動時およびファイルの開封時にもパスワードを設定する．同コンピューターはノートパソコンであるため，施錠してセンター外に持ち出されることがないように管理する．

(2) 収集した試料・情報の破棄

研究終了後 5 年間または結果公表後 3 年間保管後，連結不可能匿名化を行い破棄する．この研究のデータや試料は，匿名化を行い保管し，他の関連研究に提供されることがある．ただし，対照表は，院内で，管理責任者が施錠管理を行う．

(3) 使用薬剤・機器・器材などの管理者，保管場所，管理方法など

データ管理者により，データは管理される．TOPS に設置されたコンピューター内にもデータは保管され，コンピューターの起動時およびファイルの開封時にもパスワードを設定する．同コンピューターはノートパソコンであるため，施錠してセンター外に持ち出されることがないように管理する．

■ 研究結果の公表時

研究結果を解釈するうえで関係のないデータ（対象者のイニシャル，入院日，年齢など）は伏せ，個別の情報は最小限にします．思わぬ情報から個人が特定される場合がありますので，要注意です．スライドでも論文でも「70 歳代，女性」のような表記にとどめましょう．特に，論文は一度出版されたら回収は不可能です．そもそも，査読の段階で指摘を受けることになるでしょう．

一般社団法人日本外科学会から公表されているプライバシー保護に関する指針を参考にしてください（表 2-8）．非常に具体的に記載されています．

表 2-8　症例報告を含む医学論文及び学会研究会発表における患者プライバシー保護に関する指針

　医療を実施するに際して患者のプライバシー保護は医療者に求められる重要な責務である. 一方, 医学研究において症例報告は医学・医療の進歩に貢献してきており, 国民の健康, 福祉の向上に重要な役割を果たしている. 医学論文あるいは学会・研究会において発表される症例報告では, 特定の患者の疾患や治療内容に関する情報が記載されることが多い. その際, プライバシー保護に配慮し, 患者が特定されないよう留意しなければならない.

　以下は外科関連学会協議会において採択された, 症例報告を含む医学論文・学会研究会における学術発表においての患者プライバシー保護に関する指針である.

1) 患者個人の特定可能な氏名, 入院番号, イニシャルまたは「呼び名」は記載しない.
2) 患者の住所は記載しない. 但し, 疾患の発生場所が病態等に関与する場合は区域までに限定して記載することを可とする. (神奈川県, 横浜市など).
3) 日付は, 臨床経過を知る上で必要となることが多いので, 個人が特定できないと判断される場合は年月までを記載してよい.
4) 他の情報と診療科名を照合することにより患者が特定され得る場合, 診療科名は記載しない.
5) 既に他院などで診断・治療を受けている場合, その施設名ならびに所在地を記載しない. 但し, 救急医療などで搬送元の記載が不可欠の場合はこの限りではない.
6) 顔写真を提示する際には目を隠す. 眼疾患の場合は, 顔全体が分からないよう眼球のみの拡大写真とする.
7) 症例を特定できる生検, 剖検, 画像情報に含まれる番号などは削除する.
8) 以上の配慮をしても個人が特定化される可能性のある場合は, 発表に関する同意を患者自身 (または遺族か代理人, 小児では保護者) から得るか, 倫理委員会の承認を得る.
9) 遺伝性疾患やヒトゲノム・遺伝子解析を伴う症例報告では「ヒトゲノム・遺伝子解析研究に関する倫理指針」(文部科学省, 厚生労働省及び経済産業省) (平成 13 年 3 月 29 日, 平成 16 年 12 月 28 日全部改正, 平成 17 年 6 月 29 日一部改正, 平成 20 年 12 月 1 日一部改正, 平成 25 年 2 月 8 日全部改正, 平成 26 年 11 月 25 日一部改正, 平成 29 年 2 月 28 日一部改正) による規定を遵守する.

平成 16 年 4 月 6 日
(平成 21 年 12 月 2 日一部改正)
(平成 27 年 8 月 28 日一部改正)
(令和元年 6 月 13 日一部改正)
外科関連学会協議会　加盟学会

日本外科学会ホームページより
(https://www.jp.jssoc.or.jp/modules/aboutus/index.php?content_id=44)

☑ 研究計画書において倫理的配慮の記載が必要な項目②　自己決定の権利 (研究への参加と中断の権利)

　対象者は研究に協力すること, 断ること, 途中でやめることの権利をもっています. 対象者の中には, 協力しないと悪いのではないかと無理をしたり, 十分な治療を受けられなくなるのではないかと心配したりする方もいらっしゃいます. 研究に協力しなくても, 治療上の不利益を被ることがないことを, 十分説明したうえで依頼する必要があります.

〈記載例〉

> 参加しなくても，途中で同意を撤回しても，不利益がないこと
> あなたが，参加に同意されない場合でも，また，途中でこの研究への参加
> をとりやめても，あなたは一切不利益を受けませんし，これからの治療に
> 影響することもありません．

利益相反（conflicts of interest：COI）

昨今は研究計画書にも利益相反に関しての記載が必要とされています．
企業との関係を明らかにするために該当研究に対して企業がどの程度関与
しているかを明確にする（透明性をもたせる）ためです．企業との財政上
の関係，および研究に使用した薬剤・機器についてメーカーからなんらか
の支援を受けていたか否かにより，3パターンから該当するものを記載し
ます．

■ 利益相反がないパターン

研究助成金，謝礼，特許権使用料，ライセンシング料，雇用・顧問契約，
旅費，贈答品など，すべてにおいて利害関係がない場合には，次のように
記載します．

〈記載例〉

> 利益相反
> 本研究において利益相反は発生しない．

■ 利益相反があるものの，施設の利益相反に関する会議には報告が不要な パターン

利益相反のある・なしは，支援を受けている金額によって決まります．
金額の基準は学会ごと，施設ごとに定められています．1円でも支援を受
ければ利益相反は発生します．しかし，施設の基準が「50万円以上の支
援を受けた場合」としていれば，それ以下の場合には報告の必要はありま
せん．学会でも同様の扱いになります．学会での基準が「200万円以上」と
規定されていれば，199万円なら利益相反として届け出る必要はありません．

> 利益相反
> 利益相反は存在するが当院の利益相反規程の範囲内である．当院利益相反
> マネージメント規程においては報告を必要としない範囲である．

■利益相反が存在するパターン

利益相反があることは，決して悪いことではありません．目的は，企業と研究との関連を明らかにして臨床研究の透明性を向上させるためです．欧米では，利益相反がある＝研究資金が潤沢＝企業から一流と認められた研究者，として評価されるくらいです．きちんと記載する，必要がある場合は報告する，このスタンスが大切です．もちろん，論文や発表スライドにも記載することが必要です．

利益相反に関して具体的な基準や論文・研究発表への記載方法は，後の項で詳しく述べます．

研究の期間と予算

研究には必ず協力者と場所が必要です．協力する方々，場所を提供してくれる管理者は研究のはじまりとおわりを知ることで，安心感が生まれます．そして，予算も必要です．COI の透明性を向上させるためにも，次のような一文を記載しましょう．

〈記載例〉

> この研究は△△の資金により実施されます．

参考とした文献

引用文献または参考文献とよばれるものです．研究背景や方法の根拠がどこにあるのかを示すためにも，科学的根拠に基づいて研究計画を立てたということを示すためにも文献の提示は必須項目です．

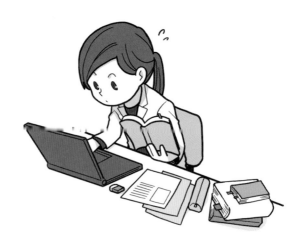

　文献は後に論文を作成するときにも必要になりますので，全文を入手しておきましょう．これらの論文の質の善し悪しも研究計画書の評価につながります．決して要旨（アブストラクト）だけを読んで引用・参考文献としないでください．

研究結果の発表予定，論文作成の予定

　あらかじめ，研究結果をいつ・どこで発表するかを明確にしておくことは，研究協力者および対象者に同意を得る際の情報提供項目としても必要となります．また，研究責任者の目標と責任も明確になりますので，必ず記載します．

〈記載例〉

> 本研究の成果は，個人を特定されないかたちで，日本静脈経腸栄養学会，日本麻酔科学会，日本外科代謝栄養学会やヨーロッパ臨床栄養代謝学会学術雑誌などで公表する予定である．

研究組織

研究責任者，研究協力者，研究事務局および問い合わせ先を記載します．

〈記載例〉

研究機関及び研究者等

研究責任者：済生会横浜市東部病院　患者支援センター　センター長
谷口　英喜

連絡先：〒 230-8765 横浜市鶴見区下末吉 3-6-1

電話：045-576-○○○○　FAX：045-576-○○○○

研究分担者：済生会横浜市東部病院　栄養部課長　○○○○

連絡先：〒 230-8765 横浜市鶴見区下末吉 3-6-1

電話：045-576-○○○○　FAX：045-576-○○○○

データ管理者：済生会横浜市東部病院　患者支援センター　○○○○

連絡先：〒 230-8765 横浜市鶴見区下末吉 3-6-1

電話：045-576-○○○○　FAX：045-576-○○○○

研究参加者及びその関係者からの相談への対応

研究参加者およびその関係者からの相談は研究責任者が対応する．

済生会横浜市東部病院　患者支援センター　センター長　谷口　英喜

連絡先：〒 230-8765 横浜市鶴見区下末吉 3-6-1

電話：045-576-○○○○　FAX：045-576-○○○○

その他

近年，計画書に記載する内容は増えてきています．施設によって，その項目は異なりますので，確認して，しっかり漏れのないように記載しましょう．記載項目と提出書類は申請担当者に必ず確認しましょう．

☑ 研究成果の帰属について

得られた研究成果の活用権利を研究前から明確に決めておきます.

〈記載例〉

研究成果で生じた特許権や知的所有権の帰属
この臨床研究の結果, 生じた特許権やそれに基づく経済的利益の扱いは済生会横浜市東部病院と株式会社○○○○との間で結ぶ本研究の研究契約書に記載する.

第○条○. 本研究により, 発明等の知的財産権が生じた場合, 権利の帰属は研究責任者の所属する研究組織の規定に従う. 研究組織および研究責任者は, 前条各号に規定する者が当該知的財産権を無償にて利用することを許諾する. なお, 前項のデータその他の本研究の成果を○○○が利用して得られた発明, 考案, 改良等の一切の知的財産権および知的財産権を受ける権利は, ○○○に帰属する.

☑ 研究のモニタリング担当者

研究が計画書に則り安全に実施されているか, データが正確に収集されているかを研究責任者, 協力者以外がモニタリングする義務があります.

〈記載例〉

モニタリング及び監査が必要な研究では, 実施体制及び実施手順, 研究が安全かつ計画書に従って実施されているかデータが正確に収集されているかを確認する目的で, 原則年1回モニタリング・監査を受ける.

＜モニタリング・監査＞済生会横浜市東部病院　麻酔科　部長　○○○○
連絡先：〒230-8765 横浜市鶴見区下末吉 3-6-1
電話：045-576-○○○○　FAX：045-576-○○○○

☑ 健康被害に対する対応

研究に関連した健康被害の対応について記載します. 特に, 補償に関しては加入している保険まで明示する必要があります.

〈記載例〉

研究対象者に生ずる負担並びに予測されるリスク及び利益，これらの総合的評価，当該負担及びリスクを最小化する対策

(1) 予想される利益

対象者に直接の利益は生じない．研究成果により将来の医療の進歩に貢献できる可能性がある．

(2) 予想される不利益

ロイシン強化栄養群は，従来と比べて，1日3本栄養飲料を追加摂取するため，一時的に下痢や腹痛などの症状が見られる可能性がある．

また，タンパク摂取の耐容上限量は一般的に設定されていないが，多量のタンパク摂取は代謝のために肝臓や腎臓に負担をかける可能性がある．

(3) 対象者の健康被害に対する補償

株式会社○○○○は本研究を開始する際，健康被害に備えて国内治験保険に加入し，必要に応じて賠償請求等に応じる．また，本研究で用いる△△△に起因する賠償請求については株式会社○○○○が既に加入している生産物賠償責任保険にて補償される．

但し，以下の場合は補償の対象とならない．

1) 本研究との因果関係が否定されるもの．

2) 機会原因（研究中でなくても起こったと予想される事故原因）に起因するもの．

3) 研究終了後の要因に係るもの．

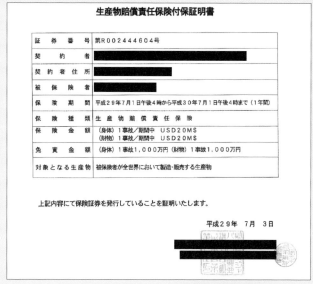

ある食品（生産物）に対する賠償責任保険の説明書．近年は，食品であっても有害事象が起これば賠償責任が生じるため，臨床研究の有無にかかわらず，企業は加入する方向にある．

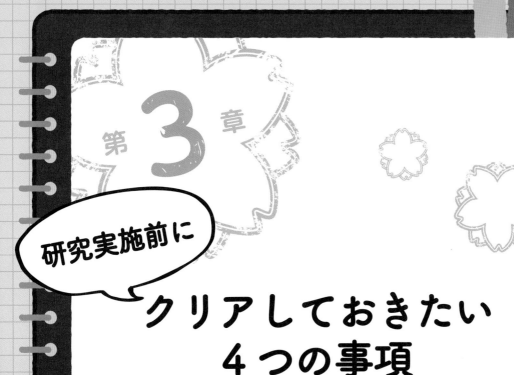

第3章

研究実施前に

クリアしておきたい
4つの事項

研究テーマを見つけて，研究計画書を完成させて，いよいよ研究実施だ！　と，はやる気持ちをもう少し抑えなくてはなりません．その理由は，実施前にクリアしなければならない4つの事項が存在するためです．4つの事項とは，同意説明書の作成，倫理審査，利益相反の審査，臨床研究事前登録のことです．今では，学会発表も学術論文もこの4つの事項が確認できないと受理（アクセプト）されない時代になりつつあります．もうひとがんばりです．

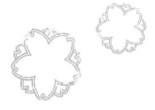

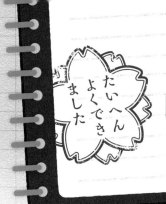

同意説明書の作成

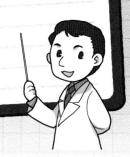

　同意説明書（以下，同意書と略）なくして臨床研究は開始できません．ここでは同意書の内容および取得方法の基本について述べましょう．研究の種類によって同意書の必要度は異なります．当然，介入研究では観察研究に比べて縛りがいっそう厳しくなっています（表3-1）．

　最近は症例報告（一例であっても）でも患者やその家族の同意が必要な場合があります．個人情報の取り扱いについては「医療・介護関係事業者における個人情報の適切な取扱いのためのガイドライン」が参考になりま

Coffee break

研究計画書の最終チェックをぬかりなく

　4つの事項に入る前に，研究計画書（プロトコール）の最終チェックを実施しましょう．その理由は，研究開始後にプロトコールの変更をすることは容易でなく，研究後にデータを取り直すことは困難だからです．

　最終チェックを完璧にするコツがこちらです．
①プロトコールを，研究協力者の全員に見直してもらう．
②研究に慣れた人，その領域に精通した人にプロトコールを見直してもらう．
③ど素人の人（研究に関連していない事務の人など）に理解できる文章か否か確認してもらう．

　臨床研究における"7つの御法度"も確認し，もしひとつでも該当したらすぐに書き直しましょう．

◉ **臨床研究"7つの御法度"**
①データをとってから研究デザインを変更する．
②RQが不明確，具体的でない．
③研究対象の定義が不明確である．
④主要なアウトカムが設定されていない．
⑤変数の測定方法の信頼性・妥当性の検討が不十分である．
⑥臨床的に意義のあるサンプルサイズの設定がされていない．
⑦臨床的意義や目的が設定されていない．

表 3-1 研究の種類による同意書必要有無と取得の方法

研究の種類	人体試料の有無	侵襲性の有無	研究の具体例	取得の方法 (インフォームド・コンセント)
介入研究	有無にかかわらず必要	有無にかかわらず必要	介入比較試験	文書による同意
観察研究	あれば必要	あり	採血をして評価する試験	文書による同意
		なし	体重を測定して評価する試験	説明と同意を実施した記録
	なければ必要なし	―	残食調査をする試験	必ずしも必要なし

す．このガイドラインでは，年齢や氏名等を消去しても特定の個人を識別できる場合には「個人情報」に該当するので，学会発表や論文掲載の際は患者の同意が必要であるとされています．症例報告でも可能な限り，あらかじめ同意を得ておくほうがよい時代になりました．

✒ 同意書とは

研究計画書を，対象者にも理解しやすいようにかみ砕いて記載する説明書の部分と，それに対して同意を得る同意書の部分から構成されます．研究計画書は語尾が「……した．……である」という，いわゆる「である調」でした．同意書は対象者に説明するので，「……です．……します」の「です・ます調」で記載されます．対象者に渡して，内容を理解してもらう文章ですので，可能な限り簡単にわかりやすく記載しましょう．

〈記載例〉

研究名称と背景
この冊子は，済生会横浜市東部病院患者支援センターで行われる，待機的結腸切除手術患者への術前のロイシン強化飲料および運動介入効果の検討―適切な介入期間，ロイシン負荷量および運動介入法の探索研究―という研究について説明したものです．ロイシンとはアミノ酸と呼ばれる体に必要な栄養分です．
病気の診断や治療方法の進歩・発展のために人を対象に実施する研究を「臨床研究」と言います．今回，ご説明する研究では，手術前に運動をしたり，筋肉を作るのに効くとされるロイシンと呼ばれる成分を多く含んだ飲み物を飲んで頂き，手術後のあなたの体の状態や検査結果を集めさせていただきます．これらの結果を分析することにより，病気の原因の解明やよりよい治療方法の開発に役立ちます．したがいまして，通常の治療を行いなが

ら，あなたのデータを利用させていただくことが，今回の臨床研究でお願いすることです．なお，この臨床研究は，済生会横浜市東部病院の「倫理委員会」で厳密な審査を受け，病院長の許可を得て実施しています．

この研究の責任者の所属・職位・氏名
この研究の責任者は，済生会横浜市東部病院患者支援センター　センター長の谷口　英喜（たにぐち　ひでき）です．

誰に説明して，誰から取得する必要があるのでしょう

　皆さんは，研究の対象になる対象者にだけ同意をとればよいと考えていませんか．実は，研究に協力してくれるすべての協力者から同意をとることが必要なのです．

✓ 高齢者介護施設で栄養の研究を実施する場合

　実施施設の施設長，療養長，看護師長，栄養科長および施設医師，そして，対象者本人または代諾者（家族，保護者など）の同意が必要となります．

✓ 病院で栄養の臨床研究を実施する場合

　病院長，病棟師長，主治医，栄養部長，対象者本人または代諾者（家族，保護者など）の同意が必要となります．

同意取得の決まりごとを確認しておきましょう

✓ 本人が判断できないときのキーパーソンを決めておく

　臨床研究では，病気療養中や認知機能が低下している方を対象とするので，研究の同意説明を対象者本人が理解できないことも想定されます．この場合，本人が判断できないときのキーパーソンを見つけておくことが賢

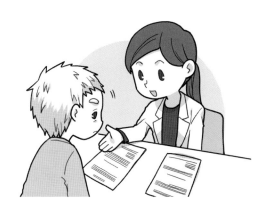

明です．一般的には家族や介護者が，まれには行政や施設がその役割を担っていることがあります．

☑ 熟慮期間を必ず与える

同意取得は研究計画に関して同意説明をしてから，一定期間の熟慮期間を与えることが望ましいといわれています．できたら1カ月，短くても1週間程度の熟慮期間を与えるようにしましょう．その理由は，その場の判断ではなく，よく時間をかけて理解して考えて，場合によっては第三者に相談してから研究参加に同意していただく必要があるためです．

☑ パワーが働かないようにする

最近では，パワハラや○○ハラスメントという言葉をよく耳にするようになりました．研究でも同意書に強制的にサインさせるようなパワー（力）が働かないように注意します．たとえば，「研究に同意しなくても治療は同等に行われること」を同意書には明記します．また，学生に対して教員が同意を求めるような場合にも注意が必要です．そして，一度同意してもいつでも同意が撤回できることを明記します．

〈記載例〉

同意撤回について
あなたがこの研究に参加されるかどうかは，あなたご自身の自由な意思でお決めください．また，あなたが研究の参加に同意した場合であっても，いつでも研究への参加をとりやめることができます．

参加しなくても，途中で同意を撤回しても，不利益がないこと

あなたが，参加に同意されない場合でも，また，途中でこの研究への参加をとりやめても，あなたは一切不利益を受けませんし，これからの治療に影響することもありません．

✒ 同意書に記載すべき項目は決まっています

　臨床研究の同意説明および同意書で確認される事項を表3-2に記しました．施設や研究領域により多少の違いはあるものの，およそこれらの項目について同意説明を行い，同意書として取得しておくことが望ましいと思われます．

　同意書にはこの項目を記載して，☑のように説明同意済みの項目に印をつけます．もちろん説明者と対象者の自筆サインも必要です．同意書の宛名は，施設長（病院長，施設長など）です（図3-1）．

☑ 観察研究の同意には，オプトアウト

　通常，臨床研究は文書もしくは口頭で十分な説明を行い，患者さんからの同意（インフォームド・コンセント）を得て行われます．これは別名「オプトイン」と呼ばれます．

　一方，臨床研究のうち，観察研究（対象となる患者さんの診療データのみを匿名化して用いる研究）においては，患者さんに対して研究を目的とした積極的な侵襲や介入がありません．このため，国が定めた倫理指針に基づき，「必ずしも対象となる患者様お一人ずつから，臨床研究ごとに直接同意を得る必要はない」とされております．しかし，「研究の目的を含めて，研究の実施についての情報を通知または公開し，さらに可能な限り拒否の機会を保証する事が必要」とされており，このような手法を「オプトアウト」といいます．オプトアウトの手法はいくつかあり，施設のホームページで公開したり，院内に掲示したりする方法がとられます．観察研究では，既に退院・転院したりしていますので，同意取得が難しいこともあり，情報を公開して判断を仰げるようなシステムが必要となります．

表 3-2　臨床研究の同意説明および同意書で確認される事項

□研究の意義および目的
□研究の方法
□予測される研究の結果および成果
□研究期間
□研究を実施する研究者
□研究に関する資料の開示について
□研究への参加の任意性（研究への協力は任意であり，協力しないことで不利益な
　対応を受けないこと．また，いつでも同意を撤回でき，撤回しても何ら不利益を
　受けないこと）
□あなたにこの研究への協力をお願いする理由
□研究により期待される利益について
□研究への協力にともなう危険または不快な状態について
□個人情報の取り扱い（被験者のプライバシーの保護に最大限配慮すること）につ
　いて
□研究終了後の対応・研究成果の公表について
□研究のための費用
□研究への企業・団体等の関与
□研究にともなう補償
□知的財産権の帰属
□問い合わせ先・苦情等の連絡先

MEMO

1-4 同意書
【患者様用】
済生会横浜市東部病院　病院長　殿

私は「待機的結腸切除手術患者への術前のロイシン強化飲料および運動介入効果の検討
— 適切な介入期間、ロイシン負荷量および運動介入法の探索研究 —」の臨床研究について同意説明
文書に基づいて担当医師より下記項目の説明を受け、その内容を十分理解し納得しました。
　その結果、私の自由意思によりこの臨床研究に参加することに同意します。

　【説明を受け理解した項目】(番号にご自分で"✔"をつけてください)
□1.　研究名称と実施は病院長の許可を得ている旨
□2.　この研究の責任者の所属・職位・氏名
□3.　この研究の目的
□4.　研究の方法と期間
□5.　この研究に参加を求められた理由と途中中止や終了の基準について
□6.　予想される効果(利益)、予想される副作用(不利益)
□7.　同意撤回について
□8.　参加しなくても、途中で同意を撤回しても、不利益がないこと
□9.　この研究に関する情報公開の方法
□10.　この研究に関する情報の入手方法
□11.　個人情報の取扱について
□12.　終了後の試料や情報の扱い
□13.　利益相反に関する状況
□14.　研究担当者と連絡先(相談窓口)
□15.　経済的負担や援助
□16.　健康等に関連する遺伝子情報等が判明した場合の情報の伝え方
□17.　将来の研究に試料や情報が利用される可能性
□18.　研究結果を知ることができること
□19.　研究終了後の研究結果の公表について
□20.　研究で生じた特許権や知的所有権の帰属
□21.　守っていただきたいこと
□22.　試料情報の院外提供について
□23.　モニタリング・監査・審査の関係者が情報を見ることについて

　同意日；　　年　　　月　　　　日
　患者さん/研究対象者名(自筆署名)；＿＿＿＿＿＿＿＿＿＿＿＿＿＿＿＿＿(本人)

　説明日；　　年　　　月　　　　日
　説明者名(自筆署名)；＿＿＿＿＿＿＿＿＿＿＿＿＿＿＿＿＿(責任医師・分担医師)

図 3-1　同意書（例）

倫理審査

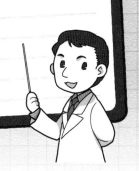

　研究開始前の最大の山場が倫理審査を通過することです．現在では介入研究，観察研究だけではなく横断的なアンケート研究や症例報告でも倫理審査が要求される場合があります．倫理委員会の審査を通過している場合には，その承認番号を研究計画書や研究発表論文に記載する必要があります．

　まずは，文部科学省・厚生労働省からの告知文として，「人を対象とする生命科学・医学系研究に関する倫理指針」（令和 3 年 3 月 23 日制定，令和 4 年 3 月 10 日一部改正，令和 5 年 3 月 27 日一部改正）が公表されているので倫理書類を作成するうえで読んでおく必要があります．下記のホームページからダウンロードが可能です．

https://www.mhlw.go.jp/content/001077424.pdf

　この文章をわかりやすくガイダンスした文章が下記のホームページに掲載されています．

◉ 文部科学省：ライフサイエンスの広場　生命倫理・安全に対する取組

https://www.lifescience.mext.go.jp/bioethics/index.html

◉ 厚生労働省：研究に関する指針について

https://www.mhlw.go.jp/stf/seisakunitsuite/bunya/hokabunya/kenkyujigyou/i-kenkyu/index.html

　時間があれば，このガイダンスまでしっかりと読み込んでから倫理審査に臨むことが賢明です．

　倫理審査の準備，審査は大変な作業になります．これまでに計画してきた臨床研究の妥当性を客観的に判断してもらうには，ある意味チャンスでもあります．倫理委員会のお墨付さをいただいて，臨床研究ができると前向きに考えて，審査の準備を粛々と行いましょう．ここで確認です．臨床研究の責任者，共同研究者の皆さんは，倫理審査を受ける資格をもっていますでしょうか？

倫理審査を受ける資格を確認しよう

　倫理審査を受けるには，各施設において一定の基準が満たされた職員に限られるのが一般的です．前述した倫理指針の中に，次のような指針が示されています．

＜教育・研修＞

　研究者等は，研究の実施に先立ち，研究に関する倫理ならびに当該研究の実施に必要な知識および技術に関する教育・研修を受けなければならない．また，研究期間中も適宜継続して，教育・研修を受けなければならない．

　倫理審査の提出書類に，きちんと教育・研修を受けた旨を添付する必要があります．研究責任者だけではなく共同研究者の皆さんも提出が求められます（図3-2）．

Coffee break **倫理審査委員会がない施設で研究をするときは，どうしたらよいのでしょう？**

　診療所，開業医や介護施設などでは，通常は施設内に倫理審査委員会がありません．このような場合，学会に入会している会員に対して，学会が倫理審査を実施してくれるシステムがあります．

例）特定非営利活動法人日本栄養改善学会

　　公益社団法人日本栄養・食糧学会

　　一般社団法人日本臨床栄養代謝学会

　ただし，学会によって倫理審査が受けられる資格や対象が異なりますので，事前に学会ホームページ等で確認しましょう．

1-8 院内研究者の臨床経験等（倫理例文 104）

倫理審査用書類記載例　院内研究者の資料　臨床経験等（倫理例文 104）

院内研究者の臨床経験等（2015/7 改）

　当院研究者の臨床経験、倫理学習の状況、賠償保険や補償保険等の加入、についてお知らせください。
なお、研究を分担されるすべての方についてご報告をお願い申し上げます。

済生会横浜市東部病院倫理委員会

	報告事項	報 告 内 容		
	報告日	西暦 2017 年 12 月 20 日		
1	管理番号			
2	研究者氏名	谷口英喜		
3	課題	待機的結腸切除手術患者への術前のロイシン強化飲料および運動介入効果の検討— 適切な介入期間、ロイシン負荷量および運動介入法の探索研究 —		
4	役割	●1. 全体責任者　　2. 院内責任者　　3. 院内データ管理者　4. 匿名化資料管理者　5. 院内試料管理者　6. その他の分担者		
5	臨床経験年数	25 年（卒後年数や研究年数ではなく臨床経験年数）		
6	職種	●1.医師　2.薬剤師　3.栄養士　4.看護師　5.保育士　6.介護士　7.臨床心理士　8.MSW　9.保健師　10. OT/PT　11.放射線検査技師　12.臨床検査技師　　13.視覚/聴覚訓練士　14.事務職　15.その他記載:		
7	専門分野	麻酔		
8	認定医、専門医等の取得状況	日本麻酔学会認定医・指導医 日本集中治療医学会専門医 日本救急医学会専門医 日本静脈経腸栄養学会認定医・指導医 日本外科代謝栄養学会・教育指導医		
9	主な所属学会等（3つ以内）	日本麻酔学会　　日本集中治療医学会　日本救急医学会		
10	日本や世界の動向	1.未読. ●2.既読	①ヘルシンキ宣言、②ベルモントレポート、③科学の健全な発展のために等（①〜⑧はコムランや電カルの倫理委員会フォルダーに掲載）	
11	日本の指針ガイドライン等	1.未読. ●2.既読	⑤人を対象とする医学系研究に関する倫理指針、 ⑥厚生労働科学研究における利益相反の管理に関する指針、 ⑦研究機関における公的研究費の管理監査のガイドライン、 ⑧研究活動の不正行為への対応に関する指針	
12	倫理の教育研修	1.未受講 ●2.受講	がんセンターICR-web(http://www.icrweb.jp/icr/) 医師会 eTraining Center (https://etrain.jmacct.med.or.jp/) 慶　　　　　応　　　　　e-learning (http://www.ccr.med.keio.ac.jp/ICH-GCP/e_learning_log/index.html)等	
13	研究不正防止等の教育研修	1.未受講 ●2.受講	例：東部病院コムラン e-learning の公的研究費の管理監査のガイドライン等	
14	健康被害発生時の補償等の用意	1.なし　　●　2. 医師賠償保険等に加入　3. 臨床研究保険等に加入 4.その他の制度あり：記載		
15	その他			

2009/4 実施の改定倫理指針は臨床研究従事者に臨床経験・倫理学習・補償賠償保険への加入等を求めています。
2015/4 からは、前記⑤⑥⑦⑧に基づき、上記に加えて研究不正防止等の教育研修、公的研究費を使用する場合は不正をしないという誓約書と研究費の事務委任を求めています。

図 3-2　研究者が倫理審査を受ける妥当性を示す提出書類（例）

倫理審査に必要な書類をそろえよう

　　倫理審査申請の際に必要な書類は，一般的に以下の5つです．施設により必要な書類は多少異なりますので，よく確認して漏れのないように提出してください．

- ・倫理審査申請書．
- ・研究計画申請書（ほぼ研究計画書と同じ内容のもの），
- ・被験者（対象者）への同意説明文書．
- ・被験者（対象者）または代諾者の同意書．
- ・その他，必要な資料．

　　被験者への同意説明文は平易な文章とすることを述べました．倫理審査申請書も，かなり平易な文章にする必要があります．その理由は，審査委員のすべてが皆さんの臨床研究に関して精通しているとは限らないからです．誰が読んでも理解できるような平易な文章で記載することが求められます．

ヘルシンキ宣言の遵守を確認しよう

　　倫理審査の文章の中に「ヘルシンキ宣言の遵守」という言葉がでてきます．日本医師会では，ヘルシンキ宣言にある「人間を対象とする医学研究の倫理的原則」を遵守して臨床研究を実施することを推奨しています．ヘルシンキ宣言とは，世界医師会が，ヒトを対象とする医学研究にかかわる

Coffee break

倫理審査委員会にはどんな人が出席しているの？

　　はじめて出席する倫理審査委員会，緊張しますね．まずは，審査していただく委員会のメンバーを知っておきましょう．

　　倫理審査委員会は，①医学・薬学の専門家（施設内部の医師など），②医学・薬学の専門家でない者（事務職など），③外部委員（弁護士，患者さんの代表など）から構成されます．委員会の第三者性を確保するため，実施機関の長自身が審議に加わることはできません．よって，施設長や院長などはメンバーにはなれません．

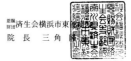

平成 30 年 3 月 27 日

恩賜
財団 済生会横浜市東部病院
　周術期支援センター　センター長
　谷口　英喜　様

恩賜
財団 済生会横浜市東部病院
　院　長　三　角

倫理審査決定通知

平成 30 年 3 月 26 日に実施した書面審議に基づき、以下のとおり決定しましたので通知いたします。

議案	待機的結腸切除手術患者への術前のロイシン強化飲料および運動介入効果の検討 〜適切な介入期間、ロイシン負荷量および運動介入法の探索研究〜 （2017093　周術期支援センター　谷口　英喜　センター長）
<決定事項>	意見修正後、3/26 承認された。

図 3-3　倫理審査決定通知（例）

医師，その他の関係者に対する指針を示す倫理的原則を示したものです．1964 年 6 月に 第 18 回世界医師会総会（ヘルシンキ，フィンランド）で採択されたものを何度も改訂して，2013 年 10 月にフォルタレザ総会（ブラジル）で修正が加えられたものが最新の内容とされています．日本医師会で日本語訳を公表していますので，倫理申請をする前に一度は目を通しておきましょう．全 37 条は，日本医師会ホームページ（https://www.med.or.jp/doctor/international/wma/helsinki.html）を参照してください．また，動物実験などの基礎研究でも「医学生物学的研究に関する国際指針の勧告」への準拠が原則とされています．

　以上のような手順をふみ，倫理審査を経て，審査を通過したらいよいよ臨床研究のスタートです！

　倫理審査を通過した臨床研究に対しては，承認番号が付けられます（図 3-3）．研究計画書および論文への具体的な記載方法としては，「倫理的配慮は済生会横浜市東部病院研究倫理審査委員会（承認番号 2017093）において承認を得た後，ヘルシンキ宣言（2008 年）の精神を尊重して実施した」が定型的な文章になります．

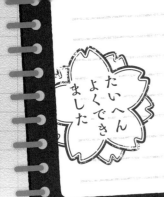

利益相反の審査

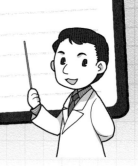

利益相反（conflicts of interest：COI）は通称，シーオーアイとよばれています．論文だけではなく学会発表においても必ず必要な項目です．

概念

　企業との財政上の関係，および研究に使用した薬剤・機器メーカーからなんらかの支援を受けていたか，これまでに学会出席の際に支援を受けたり，講演で謝礼を受け取ったりしたことがあるかを明確にしておきます．これは，企業との共同研究を阻害するための規則ではなく，研究の質を高める目的のものです．各学会，研究会によりその規定（該当する金額など）は異なりますので，よく確認して事実を記載しましょう．大切なことは，開示により，「中立性と透明性を維持することで，社会への説明責任をはたす」ことです．審査は倫理審査と同様に利益相反審査委員により行われ，その結果が通知されます．

　利益相反審査委員会の構成メンバーは，倫理審査委員会とほぼ同じ構成です．しかし，個人情報が多く含まれる内容なので，必要最小限のメンバーで審査が行われます．また，研究実施施設の長がメンバーになります．厚生労働科学研究費による研究で抵触すると資金の打ち切り等の措置が告知されています．

◉厚生労働科学研究に関する指針

https://www.mhlw.go.jp/stf/seisakunitsuite/bunya/hokabunya/
kenkyujigyou/i-kenkyu/index.html

✎ 研究計画書，論文およびスライドへの具体的な記載方法

　スライドには図3-4のようにCOIを明記したものを組み入れます．発表する学会により形式がありますので，それに従い作製しましょう．通例として，タイトルスライドに続いて2枚目に入ります．研究計画書や論文には，以下のような内容を記載します．

〈該当しない場合の記載例〉

> この研究に関して利益相反は発生しない．

〈該当する場合の記載例〉

> この研究は，被験薬を販売している○○薬品（株）の資金により実施されます．しかし，意図的に○○薬品（株）に都合のよい成績となるよう導いたりすることはありません．そのため，実施にあたっては，事前に当院の利益相反委員会にて審査を受け，承認を得ているほか，公的なデータベースに事前登録をし，外部委員によるモニタリングやヒアリングを受け，成績を公表することとしています．学会発表や論文公表に際しても，資金に関して公表し，透明化を図ることとしています．

発表者の利益相反開示事項

発表者氏名	谷口英喜		所属／身分	
	金額（年間）	該当なし	該当ありの場合：企業または団体名	
企業等の役員・顧問職	―	☑		
企業等の役員・顧問職	100万円以上	☑		
株式	100万円以上の利益または発行済株式数の5％以上	☑		
特許権使用料	100万円以上	☑		
日当・出席料・講演料等	100万円以上	☑		
原稿料	100万円以上	☑		
研究費	総額200万円以上	☑		
奨学寄附金	200万円以上	☑		
その他	30万円以上の贈答等	☑		

図3-4　利益相反開示に使用するスライドの一例
共同演者がいる場合には，共同演者の内容も開示する．

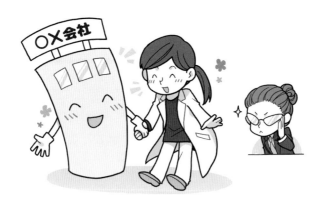

　前項でも述べたように，利益相反が生じて悪いことはなく，あるのに隠すことがいけないのです．企業から多額な資金の援助があることは，それだけ研究者として社会的な信頼が厚いという証です．利益相反に関しては，正直に明かしてとがめられることはありません．

Coffee break ☕ **企業活動と医療機関等の関係の透明性ガイドライン**

　利益相反は，あくまでも研究者の自己申告によるものです．仮に，申告しなかった，虚偽の申告をした，申告し忘れたとしても，それに対するペナルティは設けられていません．申告は，あくまでも研究者のモラルに委ねられているのです．

　ところで，製薬会社側からみてみると，これまで研究者に対して支払った金額を明示する慣習はありませんでした．それではいけないということで，どの研究者・施設に研究費，寄付金，講演・執筆謝礼などをいくら支払ったかを公開することにしました．そのためのガイドラインが「企業活動と医療機関等の関係の透明性ガイドライン（以下，本ガイドライン）」です．日本製薬工業協会（以下，製薬協）により 2011 年に策定され，2018 年 4 月に施行された臨床研究法に伴い，本ガイドラインも改定されました．直近の改定は 2022 年 1 月に行われています．

　現在では，製薬協に加盟している製薬会社はウェブ上でこれらの情報を閲覧できるようにしています．日本では，製薬会社から資金を得ていることを隠したがる傾向がいまだにあります．しかし，海外では，製薬会社に限らず資金を得ていることは，イコール，その分野のトップランナーであると認識されています．すなわち，研究者が優れていて未来が期待できるからこそ企業も投資するのですし，その分野のオピニオンリーダーにもなってほしいのです．

　日本でも本ガイドラインが普及して資金の流れが公開されることが，海外での認識に近づく一歩になります．研究には資金が必要ですし，産学協同は，とても優れた成果を産み出すシステムです．日本における臨床研究の発展のためにも，透明性がさらに増すことが望まれます．

https://www.jpma.or.jp/basis/tomeisei/index.html

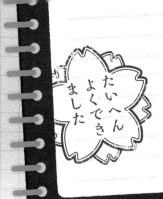

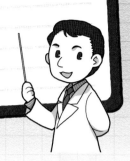

臨床研究事前登録

医師の関連雑誌では，投稿規定の中に，臨床研究に関して臨床計画書をあらかじめ登録することが義務化されました．臨床研究に関して，2009年4月1日施行の厚生労働省「臨床研究に関する倫理指針」には，公開されているデータベース（国立大学附属病院長会議，厚生労働省が設置したものに限る）に臨床研究計画を登録しなければならないとされています．つまり，研究実施前に，研究内容を公開することが義務づけられたのです．この流れは，管理栄養士の臨床研究にも近いうちに適用されることが予想されます．

わが国の登録システム

わが国における治験・臨床研究登録機関は，Japan Primary Registries Network（JPRN）とよばれます．JPRN は，世界保健機関（WHO）が指定する治験・臨床研究登録機関（WHO Primary Registry）として全世界で8カ国目に認められました．

わが国において，治験・臨床研究に関する情報を登録し公開しているのは現在，以下の2つの機関です．また，JPRN の運営にあたっては国立保健医療科学院（※）も参画しています．

・国立大学附属病院長会議：「UMIN」臨床試験登録システム
　（https://www.umin.ac.jp/ctr/index-j.htm）
・厚生労働省．「JRCT」臨床研究等提出・公開システム
　（https://jrct.niph.jp）
※一般財団法人日本医薬情報センター：JapicCTI と公益社団法人日本医師会：臨床試験登録システム：JapicCTI については，登録情報が jRCT へ移行されて，2023 年からデータベースとして統合され，各々の登録シ

ステムは廃止された

※国立保健医療科学院では，上記 2 つの登録機関にある情報を横断的に検索することが可能なポータルサイトを運営している (https://rctportal.niph.go.jp/).

登録・公開内容

治験・臨床研究登録機関に登録・公開する内容として，以下の 20 項目が求められています.

1. Primary Registry and Trial Identifying Number：研究に対するユニークな識別番号
2. Date of Registration in Primary Registry：研究登録日
3. Secondary Identifying Numbers：研究に対するその他の識別記号
4. Source(s) of Monetary or Material Support：研究費提供元
5. Primary Sponsor：主要な実施責任組織
6. Secondary Sponsor(s)：共同実施組織
7. Contact for Public Queries：研究の問い合わせ先
8. Contact for Scientific Queries：研究責任者の連絡先
9. Public Title：正式な名称
10. Scientific Title：科学的な名称
11. Countries of Recruitment：臨床研究を実施する国
12. Health Condition(s) or Problem(s) Studied：対象疾患
13. Intervention(s)：介入
14. Key Inclusion and Exclusion Criteria：主要な適格基準・除外基準
15. Study Type：研究のタイプ
16. Date of First Enrollment：研究開始予定日
17. Target Sample Size：目標症例数
18. Recruitment Status：進捗状況
19. Primary Outcome(s)：主要アウトカム評価項目
20. Key Secondary Outcomes：副次アウトカム評価項目

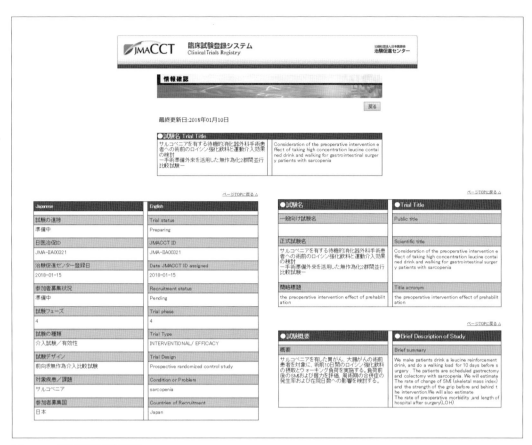

図 3-5　臨床研究登録例

　　　　　著者が当時実施していた臨床研究の登録例です（図 3-5）.

登録は倫理書類の提出前に行い，スライドや論文にも登録番号を記載

　　　　　臨床研究登録を実施する時期は倫理書類の提出前です．登録されていないと，当然，倫理審査も始まりません．また，臨床研究登録して付加された登録番号は，スライド（図 3-6）や論文へも記載される必要があります.

方法

【対象】
術前 8 日間以上の期間を確保できる待機的結腸切除手術患者
【研究デザイン】前向き観察研究（IRB 2017093）
　　　　　　　　臨床研究登録番号（JMA-IIA00321）
【介入および期間】8 ～ 14 日間のプレハビリテーション
【主評価項目】術後 1 日目の DREAM 達成率
【副次評価項目】体組成（Inbody770），トランスサイレチン（TTR）
【統計解析方法】Paired-T-test，有意水準 P＜0.05
　　　　　　　　統計ソフト：JMP10.0.2（SAS Institute, Cary, NA）

図 3-6　登録番号のスライド記載例

〈記載例〉

研究の情報は，済生会横浜市東部病院患者支援センターサイト上で公開し，研究対象者が個別に参加を拒否できるように以下の情報を掲載する．研究責任者は，研究対象者の登録を開始する前に，研究計画の内容を公益社団法人 日本医師会 治験促進センター 臨床試験登録システム（JMACCT CTR）に登録する．

①研究の名称
②研究の目的及び意義
③研究の方法と期間
④対象と利用する情報
⑤個人情報の取扱い
⑥結果の使用（公開等）
⑦拒否申し出が可能で，拒否しても不利益をこうむることがない
⑧実施組織名，責任者名，問い合わせ・苦情等の相談窓口（連絡先）

Column　**ウラワザ②　FINER の確認に登録サイトが役に立つ**

　自分の研究に新規性があるか（FINER の Novel），世の中で自分と同じ研究が実施されていないか，それを調べるには各登録サイトでの検索機能を使うと便利です．たとえば，「ロイシン，サルコペニア」というキーワードを入れると，登録されている研究にすぐにたどり着けます．

Coffee break①

研究登録がきっかけで，専門家として認められるかも

　研究登録は，全世界への公表が目的ですので英語での記載が必要です．時間と労力を要しますが，研究発表スライドや論文に登録番号が要求されるので臨床研究者として義務ととらえてコツコツ進めるしかありません．そのおかげで，自分の臨床研究が世間に知らしめられるし，その先に，自分が専門家として認められるきっかけにもなるかもしれません．実は著者も，経口補水療法の研究を登録した当時は無名でありながらも，多くの研究者が登録内容を見ていたようで，著者の研究結果も着目されたという経験をしております．気がついたら，経口補水療法の専門家とも呼ばれるようになり，研究登録した価値があったなと実感しました．

MEMO

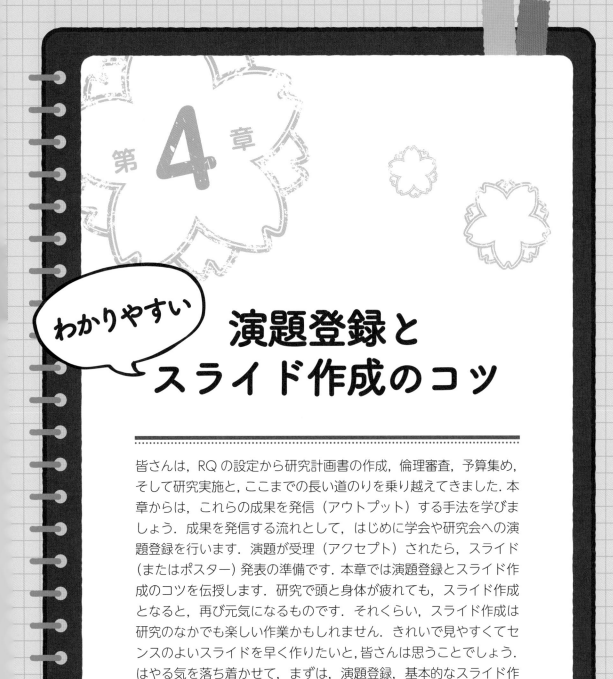

第4章

わかりやすい 演題登録とスライド作成のコツ

皆さんは，RQ の設定から研究計画書の作成，倫理審査，予算集め，そして研究実施と，ここまでの長い道のりを乗り越えてきました．本章からは，これらの成果を発信（アウトプット）する手法を学びましょう．成果を発信する流れとして，はじめに学会や研究会への演題登録を行います．演題が受理（アクセプト）されたら，スライド（またはポスター）発表の準備です．本章では演題登録とスライド作成のコツを伝授します．研究で頭と身体が疲れても，スライド作成となると，再び元気になるものです．それくらい，スライド作成は研究のなかでも楽しい作業かもしれません．きれいで見やすくてセンスのよいスライドを早く作りたいと，皆さんは思うことでしょう．はやる気を落ち着かせて，まずは，演題登録，基本的なスライド作成のテクニックとコツをつかむことから始めてみましょう．

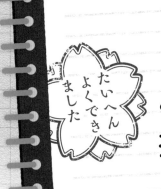

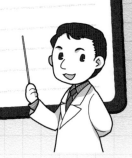

プレゼンを聞いてみたくなるような抄録の書き方

演者の仕事は，学会や研究会での発表内容を要約した抄録を作り，登録することから始まります．参加者（聴衆）は，演者がビッグネームでない限りは，抄録内容を見てプレゼンを聞くか否かの判断をします．どんなにすばらしいスライドを作っても，参加者が聞きに来てくれないのでは話になりません．まずは，プレゼンを聞いてみたくなるような抄録を書いて登録（演題登録）することに，全力を注ぐ必要があります．

構造化抄録を完成させる

抄録の登録（演題登録）とは，"構造化抄録"を作成することといえます．"構造化抄録"とは，IMRAD（イムラド）で書かれた文章のことです．

さて，構造化抄録？　イムラド……？？　聞いたことがなくても大丈夫．解説いたしましょう．

各学会や研究会では「研究成果を質のよい情報として流通させる」ために，研究内容および成果を構造化抄録にすることが求められています．第2章の"論文検索"の項において，アブストラクト（要旨または抄録）を読んだのを覚えていますか．PubMedなどのアブストラクトは定型化されていて，とてもわかりやすかったと思います．これらの規則性をもったアブストラクトが構造化抄録（structured abstract）とよばれるものです．省スペースでありながら，必要十分な情報が盛り込まれている文章です．あらゆる学会において，演題も構造化抄録による登録，IMRADの手法をとることが求められるようになりました．

わかりやすい

IMRAD 形式で書いてプレゼン機会をゲットする

　　IMRAD とは，構造化抄録の骨格を形成する 4 つの項目の頭文字から作られた造語です．すなわち，Introduction（目的，背景），Methods（方法），Results（結果），and Discussion（そして，考察）の 4 つです．書かれた抄録の体裁が整っているか，発表内容が論理的な展開になっているかを見極めるには，非常に有用な着目点となります．

　　学会・研究会でプレゼンをさせてもらえるか否かは，構造化抄録の質で判断されます．できるだけわかりやすく，端的に，一番強調したい結果を述べるようにしましょう．

　　一般的に，目的：方法：結果：結論＝ 2：3：4：1 といわれています．

目に付く構造化抄録を作成するコツ

　　査読者は一人で何演題も査読を担当します．同じような演題の中から，査読者の目をひき，選んでもらえるような抄録を作成したいものです．査読者の目に付く構造化抄録を作成するコツを伝授いたしましょう．

☑ タイトルにこだわる

　　タイトルはインパクトがあるに限ります．一例として，「大きな題目にして抽象的な表現にとどめる」と「より具体的に，結果までアピールできるようなタイトルにする」のパターンがあります．中途半端はインパクトに欠けるので，どちらかにターゲットを絞ったタイトル付けをおすすめします．キーワードとなる言葉，一番アピールしたい言葉を必ず入れるようにしましょう．また，学会や研究会のテーマがあれば，それを意識したタイトル付けもよいですね．

■大きな題目にして抽象的な表現にとどめる
　　この場合，サブタイトルで少しでも具体的な内容を提示しておくとよいでしょう．

例）高齢者施設におけるかくれ脱水チェックシートの開発

　　―1,000人の高齢者を分析した結果からの提案―

■ より具体的に，結果までアピールできるようなタイトルにする

　　例）術前経口補水療法は輸液療法と同等の水電解質補給効果がある

☑ IMRAD形式を遵守

　　査読する身になるとよくわかります．同じ形式で書いてもらった文章は読みやすいし，評価しやすいです．形式が守られていないと，内容の評価以前にリジェクトされる危険があります．IMRAD形式も，使い慣れるとかえって記載のガイドとなり書きやすいと感じるものです．

☑ 文字数を守る（最重要！）

　　最近は，ウェブ登録になったので，文字数を厳守しないと登録ができません．書きたいことがたくさんあるでしょうから，次に示すように略語を使うなどのテクニックを駆使して書いてみましょう．

☑ 略語をうまく使う

　　文字数に制限がありますので，略語を駆使します．もちろん，初出の際には，正式名称による注釈が必要です．

　　例）術前経口補水療法（以下，PO-ORTと略す）

　　　　栄養サポートチーム（以下，NSTと略す）

☑ 可能な限り結果を盛り込む

　　抄録を作成する時点では研究が途中で，まだ結果がまとまっていない場合もあるかと思います．一方，この時点で結果がすべて出ていて考察までできている抄録があった場合には，査読者はおそらく後者を選ぶことでしょう．特に，主評価項目（primary outcome）に関する結果が出ているとインパクトがあります．

わかりやすい

☑ 当日の発表で訂正はしない

　よく学会発表で演者が「抄録の内容と発表内容が一部異なることをお詫び申し上げます」と発言するのを耳にすると思います．これは原則禁止です．その理由は，採用されたのは抄録に書かれた内容だからです．

Coffee break

一般演題への応募抄録が優秀演題候補へ

　著者が第 58 回日本老年医学会学術集会（平成 28 年 6 月）の一般演題に応募したところ，優秀演題候補にエントリーされたというお知らせをいただきました．寝耳に水でしたので，当日の発表は一層がんばろうと気合いが入りました．そのときに登録した抄録が下記に示したものです．

> 演題名　高齢者用かくれ脱水スクリーニングシートの開発
> 　　　　 ― 自立在宅高齢者を対象とした検討 ―
> 谷口英喜
>
> 【目的】われわれは，脱水症の前段階状態が存在するとして，その状態をかくれ脱水（脱水症を疑う所見はないにもかかわらず，血清浸透圧が 292mOsm/kg・H_2O 以上の状態）と呼称してきた．これまでに，介護老人福祉施設（施設）の入所者を対象とした研究結果（Geriat Med 2014；52 巻），同通所者を対象とした研究結果（日本老年医学会雑誌 2015；52 巻）を，原著論文として公表した．本研究では先行研究と同様の手法で，対象範囲を自立在宅高齢者とし，かくれ脱水の有病率および非侵襲的なスクリーニングシート（SS）の開発を目的とした．本研究では，季節性の変化の検討も加えた．
> 【方法】脱水の症状がない自立在宅高齢者 222 名を対象に（参加者 4 月 116 名，7 月 106 名，2 回参加者 56 名含む），SS を実施し，同時に血清浸透圧と尿比重を調査した．血清浸透圧（292mOsm/kg・H_2O 以上）からかくれ脱水を診断し，SS の感度・特異度を算出した．
> 【結果】4 月と 7 月の参加者の背景に差はなかった．4 月は 116 名中 17 名（有病率；14.7 %）が，7 月は 106 名中 29 名（有病率；27.4 %）がかくれ脱水と診断された．春夏 2 回参加した 56 名のうち 33 名（58.9 %）において 4 月から 7 月に浸透圧の増加が認められ，更に 33 名中 21 名（63.6 %）で 1 %以上の体重減少が認められた．SS の結果では，かくれ脱水有病者において「寝る前は水分補給を控える」，「利尿薬を内服」，「80 歳以上」，「血糖値が高め」の 4 項目のうち 1 項目でも該当した場合の感度は 0.85，特異度は 0.45 であった．
> 【結論】自立在宅高齢者においてかくれ脱水は，施設の入所（有病率 22.8 %）および通所者（同 21.4 %）と同等に存在した．また，4 月に比べ 7 月は罹病率が 2 倍近くに高くなっていた．4 月および 7 月の 2 回参加者の結果から，血清浸透圧の季節変動と体重減少が明らかにされた．以上の結果から，5 項目のチェック項目からなるかくれ脱水を非侵襲的に抽出できる SS を提案した．

　気合いを入れた発表のアウトカムとして，優秀演題候補 10 演題の中で，見事に最優秀演題としてトップに選出されました．
　さて，この抄録は目に付く抄録だったのでしょうか？　検証してみましょう．

◉ よかった点

・タイトルのインパクト．タイトルに，これまで聞いたことのない "かくれ脱水"，そしてそれを検出する "スクリーニングシートを開発した" とあり，インパクトがあったのでしょう．サブタイトルに具体的な対象者を "自立在宅高齢者" と示したことで，より一般的に使用できるのではという期待感も抱かれたことでしょう．

- IMRAD に忠実に，「背景」に自分たちの先行研究論文を示し，この分野の臨床研究を継続して実施してきたことを示しました．方法も短文で，明確に，アウトカムも記載しました．
- 文字数は厳守．
- 繰り返し出てくる"スクリーニングシート"という文字を"SS"に置き換えました．
- 結果は厚めに書きました．具体的な非侵襲的なチェック項目を抽出したという結果が，査読者の目にとまったと考えます．

◉ 反省点

- 一般的に，目的：方法：結果：結論＝ 2：3：4：1 といわれています（日本大学医学部　高山忠利先生）．この抄録では目的が長すぎました．

　優秀演題候補にエントリーされた理由は，研究テーマとアウトカムが明確で，方法論も結果も抄録から一目で理解できたということからかもしれません．

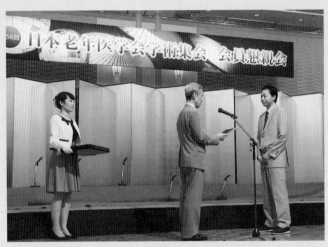

学会の懇親会にて，大会長から最優秀演題賞の表彰を受けている様子

わかりやすい

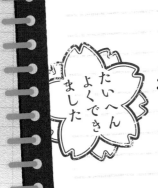

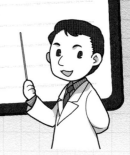

基本的なスライドの作り方

現在では，スライド作成はパワーポイントなどのスライド作成ソフトによってカンタンにできるようになりました．筆者がはじめて学会発表した30年くらい前は，スライド作成後にフィルムとして現像（時代がわかりますね）して準備していました．このため，本番直前の変更は不可能で，発表日の一週間ほど前には本番用のスライドが完成している必要がありました．もちろん，直前の修正や動画を組み込むことなんて，ありえない時代でした．現在では，発表直前での修正や動画・音声の組み込みまで可能になりました．だからこそ，発表前にスライド作成には力が入る，入りすぎてしまうのではないでしょうか．

発表の目的は，研究成果を発信することで，スライド作成ではありません．きれいなスライドよりも，成果が伝わりやすいスライドのほうが望まれています．結論から先に述べましょう．伝わりやすいスライドを作るコツは "Simple is best" です．

スライドの構成も IMRAD

また IMRAD かと，うんざりする人もいるかもしれません．しかし，スライド作成のはじめの一歩も，IMRAD に準じた目次作りです．演題登録した抄録に沿ってプレゼンすることで，聴衆も座長も内容が理解しやすくなります．

スライド枚数の目安は，発表時間に準じます．発表スライドに必要な項目を表 4-1 に示します．IMRAD の前後に表題（T：Title）と結論（C：Conclusion）のスライドが必要です．臨床研究発表の際には，利益相反のスライドも要求されますので，学会・研究会の指定の形式を利用するようにしてください．

表4-1　発表スライドに必要な項目と実際のスライド例

Title (T)	題名	通常20〜30文字で長くても40文字程度 長くなったら，サブタイトル（副題）を使うとスマートにまとまります
Introduction (I)	提起 背景 目的	研究概念の確立と，問題提起，研究の位置付けを行います 研究背景や研究目的の説明を通じて，この研究でどのような問題を論じるのかを設定します
Methods (M)	方法	研究に用いた方法（実験方法，実験のセットアップ，解析，考察に用いるための理論の概略）を伝えます 方法の一番はじめに「倫理的配慮」を，最後に「統計処理の方法」を述べるのが一般的です ポイントは，図表を多用して，文字を少なくすることです
Results (R)	結果	研究過程で得られたデータの叙述的な説明を行います もちろん，図表を多用します．ほぼ，言葉は不要です ここで示したデータは，「Introductionで提起した問題への答えとしての仮説」を支える根拠となるものを厳選します
Discussion (D)	考察 論証	「Introductionで提起した問題への答えとしての仮説」を証明する根拠を述べます 「Resultsで示したデータ」を「先行研究の結果」や「エビデンス」を示して論理的に展開します 必要に応じて，実験自体の妥当性も論証します
Conclusion (C)	まとめ 結論	簡潔に，まとめ，または結論を記載します

Coffee break

学会発表におけるセッション内容

　学会発表には，いろいろなセッションがあります（表）．とくに，ワークショップまたはシンポジウムで発表できれば，自分の仕事が認められたと理解して大丈夫です．間違えてほしくないことは，一般演題は口演でもポスターでも価値に優劣はつけにくいということです．口演が華やかに見えるものの，1カ月かけて作成したスライドもほんの数分で聴衆の眼前から消えてしまいます．一方，ポスターは数時間単位で掲示されますので，研究結果をじっくり見てもらえるチャンスともいえます．口演でもポスターでもそれがゴールではなく，その後いかにすばらしい論文を書き上げるかによって，研究の評価は変わってきます．くれぐれも，誤解のありませんように，業績の評価は論文にしてナンボです．

表　学会発表における各種セッションの内容

セッション名	発表形式	主旨
シンポジウム	口演	特定のテーマについて複数の専門家が意見を述べ，参会者と質疑応答を行う形式の討論会
ワークショップ	口演	シンポジウムよりも教育的側面が強い．専門家，教育者が中心となり，参加者にアドバイスを与え結論を導かせる研修会
パネルディスカッション	口演	ひとつのテーマに対して，パネラーとよばれる複数の演者が意見を述べながら討論を進める会
一般演題発表	口演	研究成果をスライドにより公表し，座長や参加者と議論を行う
	ポスター	研究成果をポスターにより公表し，座長や参加者と議論を行う
その他	教育講演，ランチョンセミナー，企業セミナーなど	

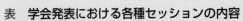

わかりやすい

発表時間に適したスライドの枚数で

　プレゼンする側が説明しやすく，聴衆が聞き取りやすく見やすいスライドの目安は，1分間で0.8〜1枚といわれています．たくさんの情報を伝えたくて早口のプレゼンになったり，時間がたりなくなって準備したスライドを飛ばしてしまったりすることなどがないようにしましょう．発表スライドに必要な項目と実際のスライド例を示します（図4-1）．

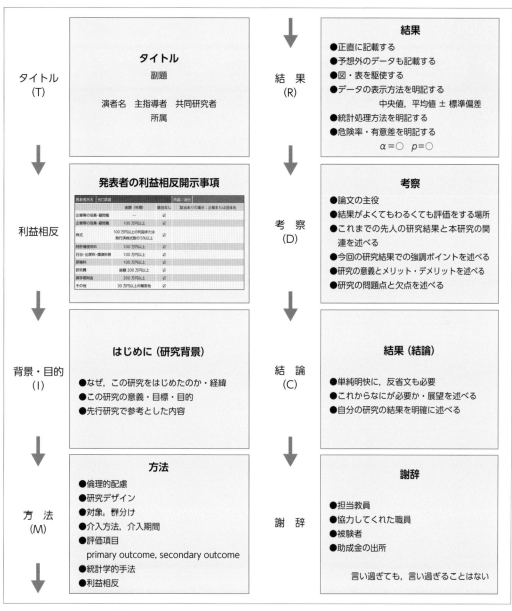

図4-1　スライドの構成例

T：1枚

I：1枚

M：○枚

R：○枚

D：1〜2枚

C：1枚

　与えられた発表時間によって，"○枚"の部分を調整します．決して，I
やDを余計に増やすようなことはないように，気をつけましょう．

✒ スライド内の文章のお約束──体言止め

　スライド内の文章は文末を「です」，「ます」で終わらせるのではなく，
名詞や代名詞で終わらせる体言止めを使用します．体言止めを使用するこ
とで文章にイメージや余韻をもたせる効果が期待されます．

〈体言止めなしバージョン〉**NG**

　・経口補水療法には水電解質補給効果が期待される．

　・その効果を活用して，術前の体液管理に応用した．

　・その結果，輸液療法と同等の効果が認められた．

〈体言止めバージョン〉**OK**

　・経口補水療法には水電解質補給効果が期待．

　・その効果を活用して，術前の体液管理に応用．

　・その結果，輸液療法と同等の効果．

MEMO

わかりやすい

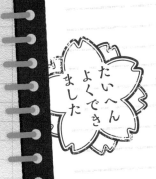

項目別スライド作成の
実践ポイント

スライド作成では，内容がわかりやすく，聴衆の興味がわくような工夫が求められます．一方，各項目で記載すべき内容もある程度決まっています．ここでは項目別のスライド作成の実践ポイントを学びます．第58回日本老年医学会学術集会で，私のスライドは数百演題の中から1番に選ばれました．そのスライドを例に，説明していきましょう．

✒ タイトル（T）

指定の文字数内に納めましょう．長くなったら，サブタイトル（副題）を使うとスマートにまとまります．

〈主な記載項目〉

タイトル，演者および共同演者の名前と所属，セッション名．可能なら日付と学会名．

No.1

高齢者用かくれ脱水
スクリーニングシートの開発
－自立在宅高齢者を対象とした検討－

谷口英喜[1] 五味郁子[2] 木村麻美子[3]
1 済生会横浜市東部病院 周術期支援センター
2 神奈川県立保健福祉大学 栄養学科
3 葉山グリーンヒル
平成28年6月8日
第58回日本老年医学会学術集会

No.2

利益相反の開示
筆頭発表者名：谷口英喜

演題発表に関連し，開示すべき利益相反関係にある企業などとして，

① 役員・顧問職：	なし	⑥ 研究費：	エドワーズ 大塚製薬工場
② 株：	なし	⑦ 顧問料・謝礼：	なし
③ 特許使用料：	なし	⑧ 研究員等：	なし
④ 講演料など：	なし	⑨ 寄付講座：	なし
⑤ 原稿料など：	なし	⑩ その他報酬：	なし

タイトルスライドの次に「利益相反」に関するスライドを入れます．

✒ 背景・目的（1）

　　背景と目的は一緒のスライドにしても，別々にしてもかまいません．枚数を削減したい場合には一緒にするとよいでしょう．研究背景や研究目的の説明を通じて，この研究でどのような問題を論じるのかを設定します．聴衆に研究の質の高さを印象付けるには，ここで先行研究の引用を多く行い比較し，「自分の研究は，ここが売りである」という論理展開が必要とされます．先行研究に自分の研究論文が組み込まれていると，その分野のエキスパートであることがより一層印象付けられます．

No.3

背景
病的な脱水症の前段階である
pre-dehydration ＝かくれ脱水
<water-loss dehydration>　の存在を提言

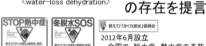

教えて！「かくれ脱水」委員会
2012年6月設立
全国で，脱水症，熱中症の予防
啓発運動を実施

http://www.kakuredassui.jp/

No.4

「脱水症の診断には血清浸透圧が最も有用」
<1997年Mange、2008年Thomas>
「高浸透圧血症；血清浸透圧値が
　　300mOsm/kg・H2Oより高い場合」
<ICD-10の診断基準>

かくれ脱水

明らかな脱水症の症状がなく血清浸透
圧が基準値上限よりも増加している状態
（292〜299mOsm/Kg/H2O）

No.5

目的
自立在宅高齢者を対象に有病率、スクリーニングシートを開発

（対象）介護老人保健施設11施設　通所者
（結果）かくれ脱水の有病率；89/391(22.8%)
（成果）かくれ脱水チェックシート（第一版）の開発

　<原著論文>高齢者に存在する「脱水症」の前段階"かくれ脱水"を定義する400名を対象とした感度分析
　　の結果から"かくれ脱水チェックシート"の提案　Geriat．Med 52(5):561 573 ,2014
　<Original article>Role of Predehydration as a Predictor of Dehydration: A Noninvasive Cross-Sectional
　　Assessment of Elderly Individuals. 　J J Geronto. 2015. 1(3): 014.

（対象）介護老人保健施設1施設　入所者
（結果）かくれ脱水の有病率；15/70(21.4%)
（成果）かくれ脱水チェックシート（第一版）の改定案

　<原著論文>高齢者用かくれ脱水発見シートの開発—介護老人福祉施設の通所者を対象とした検討—
　　日本老年医学会雑誌　52巻第4号　P359-366 ,2015

MEMO

わかりやすい

方法（M）

　研究計画書の作成の際にも述べたように，IMRADでもっとも力を入れるところは"方法"（M）です．すばらしい結論やすばらしくきれいなスライドデザインではなく，すばらしい方法論が満載されたスライド作成をめざしましょう．「タイトルスライドしか印象に残らなかった」なんていうスライドにならないように注意してください．

　研究に用いた方法（実験方法，実験のセットアップ，解析，考察に用いるための理論の概略）を伝えます．方法の一番はじめのスライドに「倫理的配慮」を，最後のスライドに「統計処理の方法」を述べるのが一般的です．

　ポイントは，図表を多用して，文字を少なくすることです．記載する内容は研究計画書と同様です．特に，時系列のわかる図表を付けるようにしましょう．文字で説明するのではなく，図表を示しながら口頭で説明を加えることで聴衆に印象づけることができます．研究に使用した資材や道具なども，図や写真を活用すると伝えやすくなります．この際に，顔写真やデータ上の個人名などは，個人が特定できないように加工しておきましょう．

　そして，この研究ではなにが主評価項目（primary outcome）であるのか，副次評価項目（secondary outcome）も含めて記載します．

No.6

方法

[研究倫理]
神奈川県立保健福祉大学倫理委員会において審査・承認を得て実施（承認番号 保大第7-3）

[対象]
明らかな脱水症状がない自立在宅高齢者222名
　　2015年4月；116名　　2015年7月；106名

[研究デザイン]
　横断的観察研究

No.7

方法　評価項目

【主評価項目】
かくれ脱水チェックシートの感度および特異度
【副次評価項目】
かくれ脱水罹病率
季節性も含め　　　　　　　　　v.s

神奈川県立保健福祉大学倫理委員会（承認番号24-32-011）

結果（R）

　結果はシンプルな図表でわかりやすく表現しましょう．結果について，言葉による説明は不要です．結果は，図表を活用して論理的に順序立てて記載してください．通常は，患者背景，その後に，メインリザルト（主評価項目の結果）またはサブリザルト（副次評価項目の結果）の順番で記載します．メインとサブの順番は，話の展開により変えてかまいません．

　原則，スライド1枚に，図または表は1点とします．図表タイトルの位置は，論文と同様に表は表の上に，図は図の下に表示します（図下表上と覚えましょう）．また，図表の"無意味な立体図（3D）"や"色の乱用"は，見にくいだけではなく発表の質を下げますので，くれぐれも使用しないようにしてください．

No.8

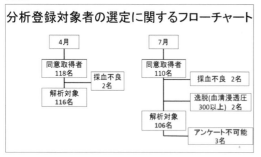

結果のスライド1枚目は，登録の選定に関するフローチャートになります．

No.9

季節別の対象者背景の比較(n=222)

		4月	7月	P値
対象者		116名	106名	
性別	男性	35名(30.2%)	28名(26.4%)	0.5351
	女性	81名(69.8%)	78名(73.6%)	
年齢		79.0±5.6	78.5±6.4	0.5077
身長		152.1±8.1	151.7±7.2	0.7383
体重		53.9±9.0	51.8±8.1	0.0718
	男性	61.2±6.6	56.8±7.4	0.0163*
	女性	50.7±8.0	50.0±7.6	0.5667
BMI		23.2±3.2	22.5±3.2	0.0793
体温		36.4±0.3	36.1±0.5	<.0001*
収縮期血圧		149.6±20.1	140.6±19.2	0.0009*
拡張期血圧		84.8±12.3	78.8±10.0	0.0001*
脈拍		74.2±11.8	75.9±11.0	0.2710

* Unpaired T-test P<0.05 †Chi-squared test P<0.05

本スライドの場合は，サブリザルトから結果を表示しています．その理由は，かくれ脱水の罹患率を示してから，その的中率を追求するという話のほうが展開しやすいと判断したためです．

No.10

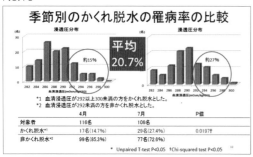

No.11

季節別のかくれ脱水罹患者の背景比較(n=46)

	4月			7月		
	かくれ脱水	非かくれ脱水	P値	かくれ脱水	非かくれ脱水	P値
男性	10名(28.6%)	25名(71.4%)	0.0053†	13名(46.4%)	15名(53.6%)	0.0083†
女性	7名(8.6%)	74名(91.4%)		16名(20.5%)	62名(79.5%)	
年齢(歳)	82.0±3.9	78.5±5.7	0.0169	79.3±6.4	78.1±6.5	0.3988
身長(cm)	155.2±9.8	151.6±7.7	0.0856	153.3±8.3	151.2±6.7	0.1821
体重(kg)	58.9±8.5	53.0±8.8	0.0117	54.3±8.6	50.8±7.7	0.0458
男性	62.9±6.1	60.5±6.8	0.3355	57.3±8.9	56.3±6.1	0.7334
女性	53.2±8.6	50.5±0.9	0.3923	51.9±1.9	49.5±7.5	0.2627
BMI	24.4±2.8	23.0±3.2	0.0903	23.1±2.8	22.3±3.3	0.2407
体温	36.3±0.5	36.4±0.0	0.8063	36.0±0.5	36.1±0.5	0.3342
収縮期血圧	157.0±4.8	148.3±2.0	0.0991	143.0±23.2	139.7±17.4	0.4419
拡張期血圧	85.4±3.0	84.7±1.2	0.8184	79.7±13.5	78.5±8.3	0.5770
脈拍	72.5±2.9	74.5±1.2	0.5331	75.5±10.0	76.1±11.4	0.8213

空腹時血糖とかくれ脱水の関係（n=222）

		血糖値 (126mg/dl)以上	血糖値 (126mg/dl)未満	計	P値
男性	かくれ脱水	10(43.5%)	13(56.5%)	23	0.0002*
	非かくれ脱水	2(5.0%)	38(95.0%)	39	
女性	かくれ脱水	7(30.4%)	16(69.6%)	23	0.0361*
	非かくれ脱水	18(13.2%)	118(86.8%)	136	
計		37	185	222	

Pearson's chi-squared test P<0.0001

かくれ脱水チェックシート（第1版）の検証

STEP1
S1-1 皮膚が乾燥したり、カサつくようになった。
S1-2 くちの中がねばつくようになった。渇いている。
S1-3 便秘になった。緩下薬を使う頻度が増えた。
S1-4 以前よりも皮膚の張りがなくなった。
S1-5 足のスネに"むくみ"がでるようになった。

STEP2
S2-1 日当りの良いところ、または屋外にいる時間が長い（目安は1時間以上）。
S2-2 普段よりも、集中力が低下している
　　（例えば、落ち着かずイライラしたり、昼間でも眠りがちだったりする）。
S2-3 トイレが近くなるため、寝る前は水分補給を控える傾向がある。
S2-4 冷たい食べ物や冷たい飲み物を好むようになった。
S2-5 利尿薬を内服している。

次に，メインリザルトを示します.

かくれ脱水チェックシートの項目、血糖値とのオッズ比

STEP2
S2-1 日当りの良いところ、または屋外にいる時間が長い（目安は1時間以上）。
S2-2 普段よりも、集中力が低下している
　　（例えば、落ち着かずイライラしたり、昼間でも眠りがちだったりする）。
S2-3 トイレが近くなるため、寝る前は水分補給を控える傾向がある。
S2-4 冷たい食べ物や冷たい飲み物を好むようになった。
S2-5 利尿薬を内服している。

S2-2(yes/no)	14/32	34/139	1.79	0.1162
S2-3(yes/no)	15/31	23/150	3.16	0.0021†
S2-4(yes/no)	7/39	25/148	1.06	0.8959
S2-5(yes/no)	8/37	6/167	6.02	0.0005†
80歳以上(yes/no)	25/21	72/101	1.67	0.1224
空腹時血糖126以上(yes/no)	17/29	20/153	4.48	<.0001†

† Pearson's chi-squared test P<0.05

かくれ脱水スクリーニングシートの提案
【65歳以上で】

①寝る前は水分補給を控える傾向がある。
②利尿薬を内服している。
③血糖値が高め（空腹時血糖が126mg/dl以上）である。

	かくれ脱水(n=46)			非かくれ脱水(n=173)			P値
	該当あり	該当なし	感度	該当あり	該当なし	特異度	
①〜③のうち1つ以上該当あり	28	18	0.61	44	129	0.75	<.0001

Coffee break

スライドをさらにブラッシュアップするコツ

　完成したスライドを，さらに質の高いものに磨き上げる（ブラッシュアップ）コツです．是非ともお試しください．

①自分以外の人に見直してもらう

　これは，もっとも効果的で，自分で気づかなかったところを指摘してくれるでしょう．

②3日寝かせて，自分で見直す

　必ず行うべき方法です．新鮮な目線で見直すと，意外なところに気づきます．

③プリントアウトして見直す

　画面で見ていると気がつかなくても，プリントアウトすると気がつくことが多々あります．これも，必ずやってみましょう．

✐ 考察（D）

　　考察のスライドには，論理性をもたせてください．決してしてはいけないことは，背景で述べた内容や結果の繰り返し記載です．次の点を簡潔明瞭にスライドに記載すれば，必要十分です．

〈考察を展開するコツ〉

1. この研究から明らかになったこと "起"．
2. この結果が導かれた可能性のあるメカニズム "承"．
3. 関連テーマに関する他の研究結果との比較 "転"．
4. この研究の限界（limitation）について．
5. この研究結果がもつ将来の研究や臨床応用の可能性 "結"．

No.16

考察1　罹病率

- 自立在宅高齢者におけるかくれ脱水の有病率は、施設入所者および通所者と同等の割合
　→生活環境にかかわらず、一定割合存在
- 4月にくらべ7月に多い
　→気温、湿度の影響を受けやすい

No.17

考察2　先行研究との比較

☐ serum or plasma osmolality cut-off ≥ 295 mOsm/kg
☐ water-loss dehydration
✓ missed some drinks between meals **and** expressed fatigue
　→ sensitive at 0.71 (95% CI 0.29 to 0.96)
　　specific at 0.92 (95% CI 0.83 to 0.97).

Clinical symptoms, signs and tests for identification of impending and current water-loss dehydration in older people. 2015 The Cochrane Collaboration. Published by JohnWiley & Sons, Ltd.

- 本研究では、抽出する対象者の浸透圧値が狭い（292〜299）
- かくれ脱水は、脱水症の症状が出ていない場合あり
　→　よって、感度・特異度ともに、先行研究より低い

No.18

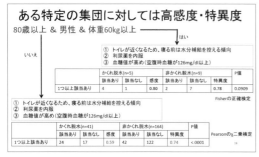

ある特定の集団に対しては高感度・特異度

80歳以上 & 男性 & 体重60kg以上

	かくれ脱水(n=5)			非かくれ脱水(n=9)			P値
	該当あり	該当なし	感度	該当あり	該当なし	特異度	
1つ以上該当あり	4	1	0.80	2	7	0.78	0.0909

Fisherの正確検定

① トイレが近くなるため、寝る前は水分補給を控える傾向
② 利尿薬を内服
③ 血糖値が高め（空腹時血糖が126mg/dl以上）

	かくれ脱水(n=41)			非かくれ脱水(n=164)			P値
	該当あり	該当なし	感度	該当あり	該当なし	特異度	
1つ以上該当あり	24	17	0.59	42	122	0.74	<.0001

Pearsonのχ二乗検定

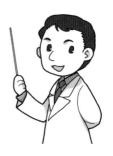

わかりやすい

結論（C）

もっとも簡潔に 2〜3 行で結論を述べます.

「結論」の最大の目的は, たとえ聴衆が発表内容をよく理解できなかったとしても, ここだけでも理解できてすっきりさせることです. 結論は"Take home message"として持って帰っていただくメッセージです.

No.19

結論1

- 自立在宅高齢者においてかくれ脱水は（20.7%）、施設の入所（22.8%）および通所者（同21.4%）と同等に存在
- 4月に比べ7月は罹病率が約2倍に増加

No.20

結論2
かくれ脱水スクリーニングシートの提案
【65歳以上で】
以下の項目のうち、ひとつ以上に該当

①寝る前は水分補給を控える傾向
②利尿薬を内服
③血糖値が高め（空腹時血糖が126mg/dl以上）

感度 (0.61)、特異度 (0.75)

No.21

結論3
特定の集団に対して
「80歳以上＆男性＆体重60kg以上」
以下の項目のうち、ひとつ以上に該当

①寝る前は水分補給を控える傾向
②利尿薬を内服
③血糖値が高め（空腹時血糖が126mg/dl以上）

感度 (0.80)、特異度 (0.78)

最後に, 結論に決して書かないほうがよい文言を例としてあげておきましょう.

・今後, さらなる大規模研究が期待される. （自分の研究がふがいないことを, 自らいってしまっている. さらには, 自分でできもしない大規模研究だったらいわないほうがよい）

・本研究は……に限界があった. （考察で限界を述べているはずである. 最後までネガティブな研究発表になってしまう）

・本研究の結果から……が有効であることが証明された. （たった一つの研究で認められただけならいわないほうがよい. 「限られたサンプルを対象にした本研究の結果からは有効であることが証明された」と述べるにとどめる）

最後に，実例をご紹介しましょう．下記は，JSPEN2019（品川）において「待機的結腸切除手術患者へのプレハビリテーション—術前のロイシン強化飲料および運動介入効果の検討」という演題名で，当センターの管理栄養士（臨床経験2年目，女性）が発表したスライドの一部です．彼女は，スライド作成や発表が未経験でした．先入観もなく，本書に書いてあるとおりに進めたところ，こんなにわかりやすいスライドが完成し，口頭発表もそつなくこなしてくれました．皆さんにも，必ずできます．一緒にがんばりましょう！

〈JSPEN2019　一般演題発表スライドより抜粋〉

目的

・待機的結腸切除手術患者（以下、結腸手術患者）へ
　術前プレハビリテーション
　→（ロイシン含有飲料負荷と運動）介入を実施

・その結果、術後飲水・飲食・離床(DREAM)の達成率
　および体組成の変化を検討

方法

【対象】
術前8日間以上の期間を確保できる結腸手術患者(2018.6-12)
除外基準：重症糖尿病、消化管閉塞、飲料の成分にアレルギー
【研究デザイン】前向き介入研究(IRB 2017093, JMA-IIA0032).
【介入および期間】8~14日間のプレハビリテーション
【主評価項目】術後1日目のDREAM達成率
【副次評価項目】体組成（Inbody770），トランスサイレチン（TTR）
【統計解析方法】Paired-T-test ,有意水準 $P<0.05$
　　　　　　　統計ソフト：JMP10.0.2 (SAS Institute, Cary, NA)

~プレハビリテーション介入と評価項目~

結果

解析対象者フローチャート

＜副次評価項目＞介入前後の体組成変化(n=28)

* Paired T-test P<0.05

結語

限られた症例数および単施設研究だが、
短期間のプレハビリテーション介入により
術後回復促進効果と筋肉量の増加が認められた
今後症例数をさらに増やして、検討を進める

わかりやすい

筆者の苦い経験

　いま思い起こすと，筆者も若い頃は苦い経験をしました……．誰も，このようなテクニックを教えてくれなかった時代でした（言い訳）．

　わるい思い出として，いくつか紹介いたします．スライド作成に一番時間をかけていたところは，「スライドデザインの選択，いかにきれいで奇抜なデザイン（テンプレート）を見つけるか」でした．

　二番目に時間をかけていたところは，「研究背景をいかに細かく書き，めずらしさを強調するか」でした．

　スライドを見やすくしようとして，「何色も使い，ナナメ文字を使い，立体グラフを売り」にしました．

　たくさんのことを伝えたくて，「発表中は，早口でたくさん話して，スライドに文字をたくさん書こう」としました．

　ということで時間がなくなり，「結論は，スライドのとおりです」で終わっていました．

　私の反面教師としてこの苦い思い出は，いまのプレゼンに活かされています．

MEMO

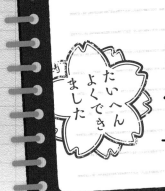

印象に残るスライドを作成してみよう
―Simple is best―

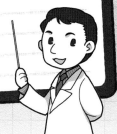

　プレゼン内容がよく伝わり，印象に残るスライドは，凝ったきれいなスライドではなく，シンプルなスライドです.

　図4-2によいスライドとわるいスライドの例を示します. 見る側になると，どのスライドが見やすく，もっとも印象に残るのかは一目瞭然ですね. Appleの創設者である故スティーブ・ジョブズ氏のプレゼンテーションで使用されるスライドは，すべてが図4-2の"もっともよいスライド"に属するものでした. シンプルで印象に残るスライドです. ここまでシンプルにならなくても，わるいスライドの例を反面教師として，まあまあよいスライドの作成を心がけてください.

臨床栄養は奥が深い	★★★もっともよいスライド 　伝えたいことが明確 　余計な情報が入れられていない
・臨床栄養は，患者さんの病態を解明して，適切な栄養補給を提言できるので奥が深い学問である ・臨床栄養の基本は，栄養状態の評価にはじまり，栄養投与方法の確立，栄養投与中の合併症の発見，栄養投与による副作用や効果判定である ・臨床栄養は，管理栄養士，医師，看護師など多職種でチーム医療を実施することで，効果的になることが知られている. ・今回の研究結果より，臨床栄養という学問は，とても奥が深いことが明らかとなった. ・今後も，この研究を継続していきたい. 　　　　　　　●●病院 NST	×わるいスライド 　見出しがない 　起承転結が不明瞭 　フォント，句読点の不統一 　無意味な背景 　無意味な立体文字 　行数が多い
臨床栄養は奥が深い ●病態を解明して，適切な栄養補給を提言できる. ●栄養状態の評価，栄養投与方法の確立，栄養投与中の合併症の発見，栄養投与による効果判定を行う. ●管理栄養士，医師，看護師など多職種でチーム医療を実施することで，効果的になることが知られている. ●今回の研究結果より，臨床栄養という学問は，とても奥が深いことが明らかとなった. 　　　　　　　○○病院 NST	★まあまあよいスライド 　見やすいスライド作成の8つの 　コツに則している

図 4-2　よいスライド，わるいスライド，まあまあよいスライド

わかりやすい

見やすいスライド作成の8つのコツ

　最近では，いろいろな本やウェブにスライド作成のテクニックが多数掲載されています．ここでは，著者がおすすめする見やすいスライド作成の8つのコツを提示します．

1. 見出しを必ずつける．
2. 起承転結の流れをつける．
3. 句読点はつけるかつけないか統一する．
4. フォントの種類は統一し，大きさは20ポイント以上．
5. スライド1枚には8行以上書かない．
6. 無駄な背景は使用しない．
7. 無意味な立体画像や色を使用しない．
8. 赤字や下線，太文字は強調部分にのみ使用する．

Coffee break

スライド作成で忘れてはならない"KISSの法則"

　スライドの文字数は少なく，短く，情報を盛り込みすぎないことがポイントです．1枚に2個の情報を盛り込むよりは，2枚に1個ずつの情報を盛り込むほうが見やすいスライドになります．

　わかっていても，つい夢中になると原則を忘れてしまうので，常に"KISSの法則"を忘れないでくださいね．

Keep it short and simple!（KISS）

MEMO

見やすいスライド作成の実践ポイント

以上を最低限のコツとして実施したら，つぎは以下のようなことを意識してスライド作成をしてみましょう．これらの工夫をすることでさらに，聴衆が見やすいスライドに変貌するはずです．

☑ 聴衆の視線「Z」に合わせた配置を心がける

人の目はスライドの全体像をとらえるのに，「Z」の順番で視線が動くといわれています．左上からスタートして右上，右上から左下，右下の順番です．そのため，大切な内容を左上に，重要度が低いスライド番号や自施設のロゴなどを右下に置くようにするとよいでしょう．スライド番号は，プレゼンの際に演者が，現在は何枚目のスライドであと何枚あるのかを予測するナビゲーションにもなります．また，ロゴはスライドの統一感を増してくれますね．

☑ 伝えたいメッセージは「ワンスライド・ワンメッセージ」が原則

本当に残念なスライドは，1枚のスライドに情報がビッシリと詰まったものです．聴衆がテンポよく聞きやすい・見やすいスライドの枚数は，1分から1分30秒に1枚といわれています．よって，ビッシリ情報が詰まったスライドを何分間もかけて説明するようなプレゼンは避けましょう．1枚のスライドにあれこれ情報を詰め込んでしまうと，聴衆が内容を理解できないおそれがあります．本当に伝えたい内容だけに絞り，ワンスライド・ワンメッセージを心がけてみましょう．

☑ スライドは「資料」ではないので，完璧な記載を求めない

ワンスライドにおけるワンメッセージでもっとも重要な点は何か，しっかりと決めておきましょう．重要なメッセージに関する情報は詳しく，そうでないものは簡略化して述べないと，とても時間内にプレゼンが終わりません．「論文」や「資料」の場合は，それだけで内容が理解できるように完璧な記載が求められます．しかし，スライドはプレゼンを手助けしてく

わかりやすい

れる「補助ツール」に過ぎません.「補助ツール」として割り切ってみると,肩の力が抜けて,意外と伝わりやすいスライドが作れるものです.

☑ すべてのスライドでフォントを統一する

スライドによってフォントが変わるのは読みづらさの原因になります. サイズは 20 ポイント以上が見やすい大きさです. 特に伝えたいことやアピールポイント,重要な箇所などは,ほかと差別化してさらに大きなフォントや太文字(ボールド)にしたり,色を変えたりして工夫をしてみましょう. 見ている方を疲れさせないためには,行間にゆとりも必要です.

☑ 栄養の発表なら,写真や動画を組み込む

栄養関連の発表では,文字だけで説明してもイメージが湧きにくいことが多いと思います. 適宜,写真や動画を組み入れることで,より伝わりやすくなります. おいしそうな食材や,料理の動画が出てきたら,聴衆の脳裏に焼き付きますよね. ただし,余白があるからといって,話す内容と関係のない写真や動画を組み入れることはおすすめできません. あくまでも,プレゼンの理解を手助けするためのツールです.

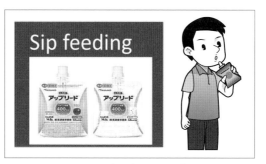

Sip feeding とは,ちびちび飲むタイプの栄養剤のことです. 画像を用いることで飲み方と製品のイメージが一目で伝わり,効果的です.

☑ 万人受けするスライドに徹する

あまりに凝りすぎたスライドは,デザインしか聴衆の印象に残らないことがあります. 何度も繰り返すように,"Simple is best" です. その理由は,スライドはプレゼンの「補助ツール」に過ぎず,だからこそスライド

に聴衆が釘付けになるのではなく，プレゼンに釘付けにさせることが本来の目的だからです．自分のプレゼンがスライドの出来に負けてはいけません．それには，スライドは凝りすぎず，必要最低限の記載，シンプルなデザイン，大きな文字．そうです．万人受けするスライド作成をめざしてください．

☑ スライド枚数が多いときは，ナビゲーションスライドを挿入する

　10枚程度のスライドなら，聴衆はナビゲーションなしでも，ついてこられます．しかし，講演などでスライドが数十枚になる場合には，ナビゲーションスライドを挿入することをおすすめします．目次，アジェンダなどというタイトルのスライドですね．聴衆には，理解度が増すとともに，これからどんな展開になるのか，いつ終わるのかが予測できるメリットがあります．もちろん，演者にとっても自分のプレゼンの立ち位置が明確になり，時間調整がしやすくなります．

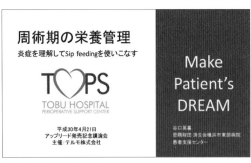

筆者の講演会ではアジェンダスライドを適宜組み込んでいます．上記は60分の講演会で使用しているもので，各章が15枚程度のスライドです．

MEMO

わかりやすい

スライドの構成は聴衆を見て

　著者はスライドの構成を，聴衆の職種や専門性によって変更します．たいていは，講演会の前に参加者が特定されていますので，次のようなことを意識して構成します．

・**医師の参加が多い場合**……徹底的にエビデンスを示します．動画や写真は期待されていないので，述べていることが本当に論文に書かれているのだということを強調する目的で，すべてのスライドの下部に引用文献を提示します．医師は，プレゼンを聞く際にどこをメモするか．答えは引用文献です．これさえメモしておけば，後で情報を得ることができるからです．そのニーズに応えた対応がスライド構成にも必要です．

・**メディカルスタッフの参加が多い場合**……エビデンスの紹介は控えめに．動画や写真を駆使します．自分のエピソードをふんだんに交えてプレゼンします．「ここでしかいえませんが」，「オフレコですが」など，できるだけ場が和むように話します．スライド構成も，文字を少なめにします．何よりも大切なのは，プレゼンに使用したスライドをレジメとして配布することです．メディカルスタッフは情報に飢えています（すごくよいことです．貪欲さは成長に欠かせません）ので，資料はいくらあっても喜んでもらえます．また，後の情報収集にも役立ちます．

　自分の講演がプログラムの最後のほうに予定されていても，聴衆のレベルや興味の度合いを探るために，また，その会の雰囲気に慣れるために，会の冒頭からの参加を心がけています．そして，途中でその会に合わせてスライドを構成し直します．最後の悪あがき，これが実は印象に残るプレゼンの秘訣の一つなのです．

MEMO

Q1 おすすめのフォントは？

A1 フォントのおすすめに関しては，あくまでも私の個人的な見解で，最終的にはご自身で選択してください．私は，Windows のおすすめフォントとして「メイリオ」と「游ゴシック」を紹介します．

| メイリオ | 游ゴシック | 游明朝 |

・**メイリオ**

　メイリオは，Windows Vista 以降に搭載されたシステムフォントです．字面が大きく，やや横幅が広いのが特徴です．アンチエイリアス（画面上でフォントを精細に表示する技術）の効果によって，見た目も非常にきれいな印象があります．ただし，PowerPoint では上下中央で表示した際，上寄りに表示されるため（メイリオは下方に広く行間をとっています），利用にあたっては少し注意が必要です．これらの特徴さえ押さえていれば，メイリオは，プレゼンに非常に適したフォントの一つとしておすすめいたします．

・**游ゴシック**

　Windows 8.1 から「游ゴシック」，「游明朝」というフォントが標準でインストールされるようになりました．ウェブ，スライドや印刷でも美しく表示できるようにデザインされた文字です．游ゴシックのすごいところは，Mac にも搭載されているところです．互換性も見栄えも抜群というプレゼンには最強のフォントですね．私のスタンダードも最近は游ゴシックです．きれいに見えますよ．

Q2 ゴシック体と明朝体，違いとおすすめは？

A2 スライドやポスターにはゴシック体が適しています．ゴシック体の特徴は文字の太さが均一で，飾りがない書体であることです．書体にインパクトがあるため，一般的に視認性が高い，見やすい，見ていて疲れにくい書体であるといわれています．見出しやキャッチコピー，箇条書きなど，短い文章を表現するのに適しています．

　一方，明朝体は線の太さに強弱があり，長い文章を読んでも疲れにくい，可読性の高い書体です．明朝体は論文に適しています．

　発表の形式にあわせて，書体を選んでみましょう．

わかりやすい

英文フォントでおすすめは？

A3　スライド発表に適したフォントは，視認性が高いフォントです．「視認性が高い」とは，線の太さが均一で読みやすい以下のようなフォントです．

> **Segoe UI** Perioperative nutrition
> **Calibri** Perioperative nutrition

Q4 フォントの色は？

A4　スライドを見やすくしようと思って，文字にもついつい多くの色を使ってしまうことはありませんか．しかし，ここでも "Simple is best"，文字の色数は可能な限り少なくすること（1〜3色）が，見やすいスライド作成の原則です．

- ・ベースカラー …… 黒か白でベースとなる，もっとも多く使う文字を記載．
- ・メインカラー …… 強調させたい文字のみに，強調色（赤，濃紺など）．
- ・アクセントカラー …… メインカラーよりも強調したい文字にのみ，数か所に限定（金色や，ボールド赤など）．

　色の使い方は，「重要なものに色」，「Positive 例に色」のように規則的にし，強調するのであれば色を付けるよりもボールド（太文字）にするほうが効果的です．あまりに色数が多いと，どれが大切なのかわからなくなりますし，見ているほうは眼がチカチカしてきますよね．

Q5 色以外でフォントを強調する方法は？

A5　色以外でフォントを強調する方法があります．

- ・**太文字（ボールド）** …… タイトルや強調したい文字に限定します．
- ・**斜体** …… 欧文で強調したい文字に使用します．
- ・**下線** …… 文章を強調したいときに使用します．
- ・**影文字** …… 読みにくくなるのでおすすめしません．

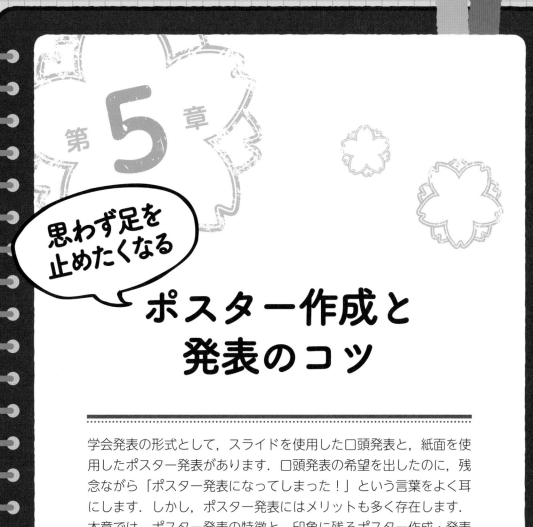

第 **5** 章

思わず足を
止めたくなる

ポスター作成と
発表のコツ

学会発表の形式として，スライドを使用した口頭発表と，紙面を使用したポスター発表があります．口頭発表の希望を出したのに，残念ながら「ポスター発表になってしまった！」という言葉をよく耳にします．しかし，ポスター発表にはメリットも多く存在します．本章では，ポスター発表の特徴と，印象に残るポスター作成・発表のコツを学びましょう．コツは「目立つタイトル」，「結論は目線の高さに」，「Z で配置」です．

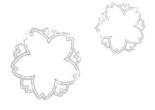

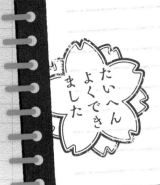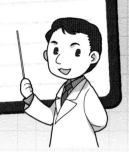

ポスター発表の
メリット，デメリット

どんなに有名な演者でも，発表デビューはポスターでした，と語ることでしょう．それだけポスター発表はプレゼンターの登竜門であり，多くの学会・研究会で機会が設けられています．ある年のポスター発表から論文化されて，次年度にはシンポジストとして登壇していた，ということもよく目にします．口演でもポスターでも，全力で準備と発表をすることに変わりはありません．

✒ メリット

演者のなかには，はじめから口演ではなくポスターを希望する方もいます．その方に理由を尋ねてみたところ，ポスター発表の臨場感・醍醐味を覚えてしまったから，とのことです．実際に会場に足を運ぶと，ポスター会場はどこも熱気にあふれているものです．

☑ 掲示時間が長い

ポスター発表は口頭発表よりも長時間にわたり人目に触れることが可能です．多くの学会ではポスター掲示は終日，あるいは半日単位で認められています．口頭発表の発表時間が数分程度であることと比べると，ポスター発表の露出時間はかなり長いといえます．

☑ 聴衆が近い

ポスター会場は，ポスター数枚単位でグループ分けがされています．会場が小さく聴衆も近い位置にいるので，互いにディスカッションがしやす

くなります．

✅ フリーディスカッションが可能

　ポスター掲示時間中は演者とのフリーディスカッションが可能です．もしポスターの近くに演者がいれば，時間に縛られることなく質問ができます．また，同じポスター会場の演者同士でディスカッションすることも可能です．

✅ 写真撮影が可能（の会場が多い）

　スライドの撮影は御法度ですが，ポスター撮影は許可される場合が多いようです．あとでじっくり発表内容を吟味したいときに，ポスターを撮影しておけば振り返ることができます．演者がポスターの前で記念撮影している光景もよく目にします．

✅ そのほか，こんなことも可能

　関連資料をポスターに付属しておけば，聴衆が持っていってくれるかもしれません．自分の研究をもっと知ってもらうために QR コードやウェブアドレスを記載しておけば，訪問してくれるかもしれません．また，座長との距離が近いので，自分の研究に対して専門家から適切なアドバイスをもらいやすい環境です．

デメリット

　可能であれば，すべての発表を口演で開催したいというのが学会・研究会主催者の本音ではあります．しかし，時間的・場所的な制限から，ポスター発表での開催を余儀なくされます．演者の方々には，ポスター発表のデメリットもよく理解してもらい，デメリットを覆すような発表をしてもらいたいものです．

☑ 直前の訂正・変更が不可能

　ポスターは印刷して掲示する必要があります．このため，掲示直前や掲示後の内容訂正・変更は不可能です．しかし，最近はデジタルポスターというシステムもできましたので，この場合は，直前までの訂正・変更が可能です．

☑ 会場が小さい

　会場が小さいということは，聴衆が近いというメリットである反面，一度に発表を聞ける人数が口頭発表と比べるとずっと少なくなります．文字も声も小さくなるので，遠くの聴衆まで内容を伝えるのは困難です．

☑ 聴衆が途中で離席しやすい

　ポスター発表では聴衆も立って発表を聞きますので，興味のない内容の場合は発表の途中で立ち去られてしまいます．私自身も，ポスターの文字や声が小さいだけで，発表を聞くのが嫌になって立ち去る場合もありました．

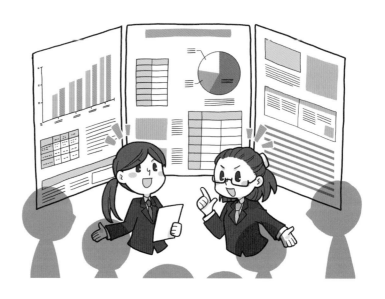

Coffee break☕

時代はデジタルポスター

　最近，急速に増加してきたデジタルポスター．紙で貼るポスターに代わり，今後の学会発表で目にする機会も増えると思います．

　デジタルポスターとは，大型モニタを使用して PowerPoint で作成したデータを投影しながら行う発表形式です．インターネット接続されたパソコンなどを使って，ウェブ資料や自作のデジタルデータを利用して発表します．デジタルポスターの導入により，従来の口頭での発表やポスターセッションに比べるとかなり自由度の高いプレゼンテーションを行うことができるようになりました．座長（司会者）もいるし，モニタを囲むようにして聴衆も集まるので，従来のポスター発表と変わらない臨場感を味わえます．また，発表会場だけではなく，学会会場内に設置されたパソコンから自由に閲覧することも可能ですので，いままで以上に広い対象に向けてプレゼンテーションをすることが可能となりました．

◉ デジタルポスター発表のメリット

・たいていの学会では，デジタルポスター会場ではフルハイビジョンモニタを使用しているため，紙面より美しい画質で内容を表示できます．
・発表データはすべて事前登録となるため，印刷して準備をしたり，当日会場にポスターを持参したりする必要がなくなります．
・聴衆は，発表を見逃しても，会期中は閲覧 PC または電子抄録内でポスターを何度でも確認することができます．学会によってはプリントアウトまでしてくれるところもあります．

ポスターモード
15 枚分（縦 3×横 5）のスライドを一覧表示できます．

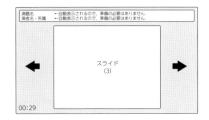

スライドモード
1 枚ずつスライドを表示して発表できます．

質疑応答時
質疑応答時は，発表スライドの中から任意のスライドを 2 枚選択し，左右に並べて表示することができます．

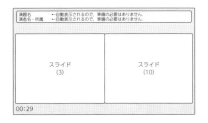

デジタルポスター発表時のイメージ
(参考：日本臨床麻酔学会第37回大会ホームページよりhttp://www.pcoworks.jp/jsca37/digitalposter.html)

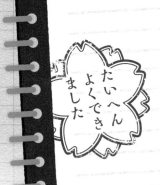

目につく ポスター作成のコツ

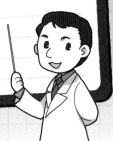

　ポスター作成のコツは，スライドや論文の場合とは異なり，"いかに目につくポスターを作成するか"です．どんなにすばらしい研究内容でも，ポスターに人の目を引きつける華がなければ，誰も足を止めてくれません．ここでは，目につくポスター作成の方法を紹介します．スライド作成のときには"KISS の法則"を心がけることが重要でした．ポスター作成で心がけることは，"聴衆の目線に立って作成すること"です．決して，演者の目線ではありませんので注意しましょう．

✒ 文字は大きく体言止め，図表を多めに

　これは，スライド作成の原則と同じです．遠くから見てもタイトルが見えるように，1m くらい離れたところから見て文字が読めるようにすることが原則です．ポスター発表は，皆さんもご存じのように立ってプレゼンを聞きます．立って聞くうえに，文字が小さくて読めなかったら，聞く気も失せてしまいますよね．

　文字だらけのポスターも，見る気が失せてしまいます．図表や，ときには写真やイラストも混ぜて，興味をひくように工夫しましょう．文章は端的に，最後は体言止めです．

✒ 驚くことに IMRAD に縛られない！

　論文や口頭発表のスライドでは IMRAD（背景・方法・結果・考察）の順に述べることが原則でした．しかし，ポスター発表ではこれに縛られる

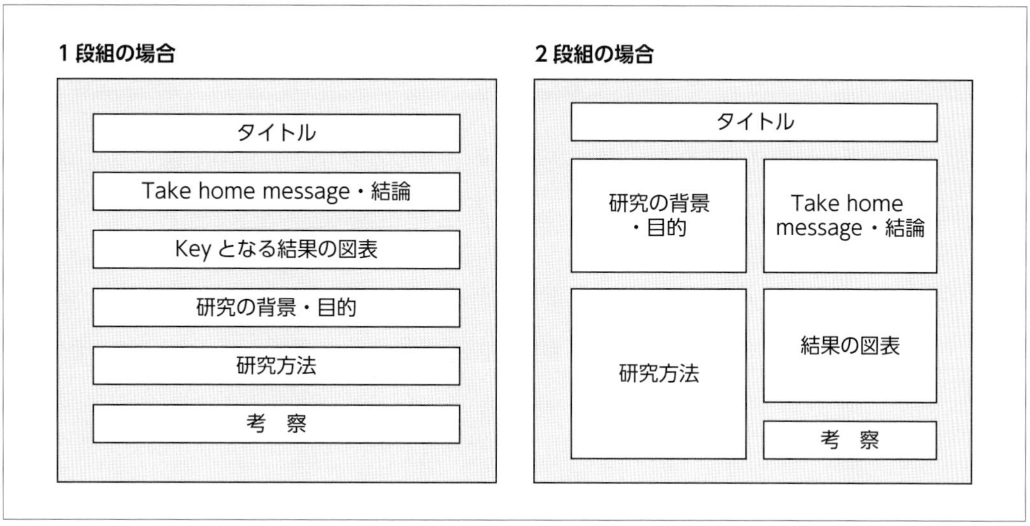

図 5-1　見やすいポスターのコンテンツ配置例
視線を「Z（ゼット）」の流れで動かすことにより，視線移動が少なくなり，最後まで読んでもらいやすくなる．

必要はまったくありません．IMRAD の原則に忠実に従ったばっかりに，肝心の図表，そして伝えたいメッセージ（結論）が足元のほうに来てしまって見えづらくなっては残念です．一番見てもらいたい，キモとなる図や表，結論となるメッセージは，聴衆の目の高さの真ん中に来るよう配置を調整しましょう．

　最近はやりの形式は，タイトルの下に結果をもってきて，図表をその下に配置するパターンです．ポスターが小さい場合は 1 段組で，大きい場合は 2 段組が好ましいでしょう（図 5-1）．

　可能な限り聴衆の視線移動を少なくすることも，最後まで読んでもらうための秘訣です．「Z（ゼット）」の文字のように，視線が左上から右下へと自然に流れるように配置するとよいでしょう．

✒ タイトルにこだわる

ポスター発表は，聴衆の目を引き，足を止めてもらってはじめて発表内容を聞いてもらえます．スライド発表と同じ土俵に乗るまでが非常に重要な過程になるのです．そのためにもっとも重要なことは，"目につくような，わかりやすいタイトル"をつけることに尽きます．皆さんも，聴衆となってポスター会場を回る場合，まず見るのはタイトルですよね．そしてタイトルを見て興味をもったときに，その下に結論が書いてあったら，見やすいに違いありません．タイトルと結論に興味を抱いた発表に聴衆が集まるのは自然の流れです．

印象に残り，タイトルを短くまとめるには下記の方程式が有効です．

> タイトル＝研究目的＋キーワード（＋結論があるとなおよい）

例）術前経口補水療法の有効性と安全性の検討
　　（キーワード）　＋　　　（研究目的）
　　―輸液療法と同等の水電解質補給効果―
　　　　　　　（結論）

✒ デザインにも紙の質にもこだわる

一番してはいけないパターンが，PowerPointのスライドをそのまま打ち出して，A4用紙を何枚も貼り付けることです．見にくい，文字が小さい，演者のやる気が感じられない，などの理由からです．ポスターは，可能な限り1枚の用紙に印刷して，掲示するようにしましょう．もちろん，デザインにも紙の質にもこだわってください．スライド作成は"Simple is best"が鉄則でしたが，ポスター作成は振り向いて立ち止まってもらえないと勝負になりませんので，見た目が重要です．

ポスター用紙は，しわしわの状態にならないように，筒に入れたりして丁寧に運びましょう．光沢のあるものや，色のついている用紙でもよいです．もちろん，文字に色をつけたり，図表に色をつけたりするのもかまいません．最近は，しわにならないように布製のポスターもあり，折りたた

んで運べるので便利です．また，オンラインでポスターの原稿データを送ると，ぴったりサイズに印刷されたポスターを会場へ届けてくれる便利なシステムもあります．

Column　ポスターの作り方〈PowerPoint 編〉

　学会ポスター作成には PowerPoint が便利です．PowerPoint は，皆さんもスライド発表等で使った経験がありますね．いまや，学会ポスター作成アプリケーションの主流といえます．ここではこの PowerPoint を使用した学会発表ポスターの作り方をご紹介いたします．

①新規ポスタースライドの準備

　スライドの初期設定は「画面に合わせる」または「ワイド画面」になっています．

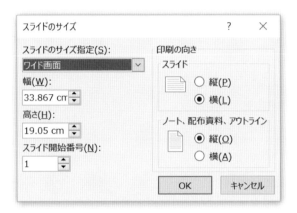

これを作成するポスターの各サイズに変更します．
Win：PowerPoint 2016/2019/2021 デザイン ＞ スライドのサイズ ＞ ユーザー設定
Mac：PowerPoint 2016/2019/2021 ファイル ＞ ページ設定

※ただし，PowerPoint でのページ設定は最大で［142.22cm］までですので，それよりも大きいポスターを作成する場合には，仕上がりサイズと同じ縦横比率の縮小サイズに設定する必要があります．［142.22cm］以内のできるだけ大きなサイズに設定してください．自分で印刷する場合は，拡大印刷する必要があります．印刷を専門業者に依頼する場合は，その設定で渡して仕上がりを指定すればよいです．

〈例〉
ポスターのサイズ　：　PowerPoint ページ設定
90cm × 210cm　：　60cm × 140cm

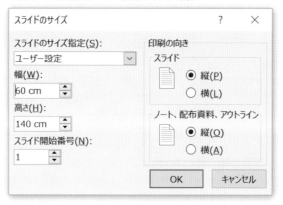

②複数のスライドをポスター1枚にまとめる

　皆さんが作成した複数のスライドを，ポスター1枚にすべてまとめる作業が必要です．

1)　スライドの保存形式を「拡張 Windows メタファイル」に変更して保存しなおします．

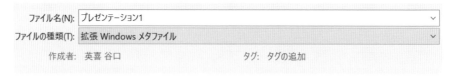

2)　作成した新規ポスタースライドに埋め込みます．
　　配置するファイルをドラッグ＆ドロップでポスター用ページに配置するか，［挿入 > 図（写真）］でファイルを指定して挿入します．
　　見やすいように配置して，大きさを調整してください．皆さんのセンスの見せどころです．

スライド何点かで作成された　　各スライドを拡張 Windows　　PowerPoint で新規に作成
PowerPoint ファイル　　　　　メタファイル形式に書出し　　した ポスターサイズの
　　　　　　　　　　　　　　（Mac では PDF に書出し）　　ページに配置

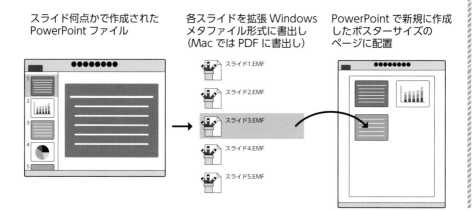

3) 最後に保存します.
保存形式は PowerPoint または PDF です.
PDF にすると微調整ができませんので, ご注意ください.

ファイル名(N):	プレゼンテーション1	
ファイルの種類(T):	PowerPoint プレゼンテーション	
作成者: 英喜 谷口		タグ: タグの追加

③印刷

自分で印刷する場合は, 前述のように拡張作業が必要な場合もあります.
印刷業者に依頼する場合は, ポスターのサイズを指定すればよいでしょう.

プラスアルファ

ポスター発表は自由度が高いので, こんなことをしてもよいかもしれません.
・自分で書いた関連論文のコピーをポスターの下に置いておく. もちろん「ご自由にお持ちください」とする.
・ポスターに書ききれなかったけれど伝えたいことがあれば, 同様に下に置いて, 自由に閲覧してもらってもよいですね. 研究で使用した機器の説明書や薬品の成分表など.
・お洒落で究極の方法は……
ポスター発表の内容をすでに論文として投稿してしまい, その別刷りを自由にもっていけるように置いておくことです. これは, インパクトがあります. 論文としてアクセプトされたのに, この学会ではポスター発表の扱いなんだ, と聴衆は思うでしょう. そこで, 演者は優越感に浸ってよいと思います. プレゼンが, より堂々としたものになるでしょう. プレゼンの最後に「詳しくは論文をご覧ください」なんて, いってみたいですよね.

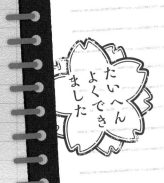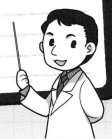

伝わりやすい
ポスター発表のコツ

たいへんよくできました

ポスター発表のメリットおよび目につくポスター作成のコツが理解できたら，当日の発表方法についてアドバイスしましょう．基本的にはスライド発表の方法と同じです．

聴衆の目を見て話す

ポスター会場は狭いので，どんなに多くの聴衆を集めても50名程度が限界でしょう．せっかく足を運んでくれたのですから，発表内容にはただならぬ興味をもっておられる方々と予測できます．発表しているとポスター用紙や座長ばかりを注視しがちです．そうではなく，聴衆全員とアイコンタクトをとるくらいの意気込みでプレゼンをしてみましょう．目が合った聴衆は，決して嫌な感じはしないでしょうし，印象に残るプレゼンになるでしょう．基本は「Z（ゼット）」の文字のように視線を進め，すべての聴衆とまんべんなくアイコンタクトをとることです．

適度な声でプレゼンする

ポスター発表はマイクが準備されている場合と，マイクを使用しない場合とがあります．声が小さすぎては話になりません．かといって大きな声すぎては，隣の発表エリアにまで声が届き，他の発表の邪魔をしてしまうこともあります．マイクが準備されていた場合でも，十分な音響設備ではないことと，オープンスペースでのプレゼンになるため，聞き取りにくくなる場合が多いようです．まずは，会場に足を運んで，どれくらいの声で

プレゼンするのが適当か，リハーサルをすることが大切です．

座長に確実に伝わるようにする

　ポスター発表では座長が発表者の隣にいるパターンが多いようです．その座長をまずは味方につけることが皆さんのプレゼンを円滑に進めるコツです．そのためには，抄録の内容と乖離しない発表内容にすること，座長が理解できないような専門用語は丁寧に解説すること，座長とのアイコンタクトは頻回にとること，そして発表時間を厳守することです．

　裏技としては，座長は発表時間の10分くらい前には会場に到着していますので，そこで挨拶を交わして，可能であれば自分の発表内容をアピールするくらいのことをしてもよいかもしれません．

自分の発表時間以外でも
ポスターの周囲にいるようにする

　ポスターの発表時間はせいぜい3〜5分程度です．その中で自分の伝えたいこと，また聴衆が聞きたいことをすべて話すことは不可能です．ここはポスター発表のメリットを活かして，自分の発表時間でなくてもポスターに興味をもってくれた方々と交流をもつようにしてみましょう．ポスター掲示時間中は，ずっとポスターの前に張り込んでいてもよいくらいです．ポスター作成者（演者）と直接交流をもてることは聴衆にとっても直に質問できる，またとないチャンスですから．

見えにくさを想定して伝える

　どんなに自分で見やすいと思うポスターを作っても，それは演者目線であって聴衆目線にはなりません．特に，図表などは小さなものになりがちです．聴衆がポスターのすべてを見えなくても，プレゼンを聞けば発表内容がわかるように発表する必要があります．

よくないパターンとして，原稿の棒読み（もっとも興味が失せます），ポスターに記載してある文章の棒読み（見えない聴衆にとっては，かえってストレスです）などがあげられます．対策としては，自分の言葉でプレゼンし，自分でもポスターの細かい部分を見なくても話せるようなプレゼンを行うことです．そのためには，リハーサルを繰り返すしかありません．

Coffee break

術前経口補水療法は，ポスター発表から日の目を見た

　ポスター発表は学会の中では一見，口演に取り上げられない演題が集められた残念感があるようにとらえられがちです．しかし，あなどってはいけません．

　ポスター発表は，いつもは壇上にいる著名な先生が自分のすぐそばで座長（司会）を担当してくれています．私が術前経口補水療法を発表したのが2007年の日本麻酔科学会学術総会でした．案の定，ポスター発表でしか採用になりませんでした．当日は，ポスターセッションに集まる聴衆も少なく，10名に満たない数だったかと記憶しています．しかし，座長の先生にとても興味を注いでいただき，その後2009年の総会ではその先生のお力添えで，なんと1時間枠の教育講演を担当させていただく幸運に恵まれました．その時の講演内容が世に広まり，術前経口補水療法が普及し，2012年の術前絶飲食ガイドライン作成に至ったのです．

　ポスター発表での座長との出会いがなかったら，ガイドラインもできていなかった可能性があります．ポスター発表は座長も聴衆も近いので，思わぬ出会いがあるのです．

MEMO

Column 学会発表することになりました　さて前日から当日の準備は？

◉ **発表前日までに済ませておくこと**

①まずは，自分のセッションについて確認

　日時，会場，座長，自分の順番，他の演者の顔ぶれ．

　パソコン・ポスターの受付場所と時間の確認（これ，意外と大事です）．

②次に，スライド・ポスターの完成

　最後のあがきは，やるべし．

　この時点では，新しいことには手を出さないこと．

　今まで相談しなかった人に下手に相談しないこと（新しい指摘がでてくると，かえって焦ってしまう）．

③スーツと靴の準備

　これくらいの楽しみがないと，ですよね．

　身だしなみを整えて，気合いを入れてください．外見はファーストインプレッションとして大事です．

◉ **発表当日**

①身だしなみチェック

　人前に出る服装と容姿です．気合いを入れてよし．

②持ち物チェック

　スライドの場合はスライドデータ……できれば複数準備，パソコンと USB メモリなど．

　ポスターの場合はポスターの現物……最悪の場合を考え，データも持参．

　筆記用具……質疑応答の際に備えて．緊張していると頭が真っ白になります．

　ハンカチ……顔・手の汗はハンカチで拭うのがスマートです．

③会場に行ったら

　自分の発表会場の下見．

　スライド・ポスターの受付を済ませましょう．

④自分のセッションには早めに到着

　ギリギリの到着は焦ります．

　心に余裕をもって．会場に知り合いが来てくれているのを確認できたら心強いですよね．

⑤次演者席にスタンバイ

　演者の皆さんには，特別なエリアが設けられています．

　可能なら，演者同士で挨拶・会話をすればリラックスします．

　もう，この時点ではあがいてはいけません．

　「今日の発表内容については自分が世界で一番知っている」と思うのみ！

◉ **一般演題のお作法**

①はじめの挨拶

　壇上にあがって，座長から「○○先生，ご発表よろしくお願いいたします」と

いわれたら，会場に向かって軽く一礼し，「よろしくお願いいたします」と述べてから発表に入ります．この際，自己紹介や，演題名を再び述べることは不要です．

②「させていただく」などの過度の謙譲語は不要

スマートに，「発表いたします」のように，「です・ます」で十分です．

③発表がおわったら

結語を述べておわりでは，座長がおわりのタイミングを計れません．締めの挨拶は「ありがとうございました」がベストです．「ご静聴いただきありがとうございました」でもよいですね．おわりの挨拶があることで，座長にも「プレゼンがおわりました」と伝える合図になります．わざわざスライドに文字を起こす必要はありません．

謝辞を述べるなら，スライド1枚にまとめ，読み上げることはせずにさらっと流すのがよいでしょう．謝辞は必ず，被験者となった患者や施設にも述べることが大事です．

MEMO

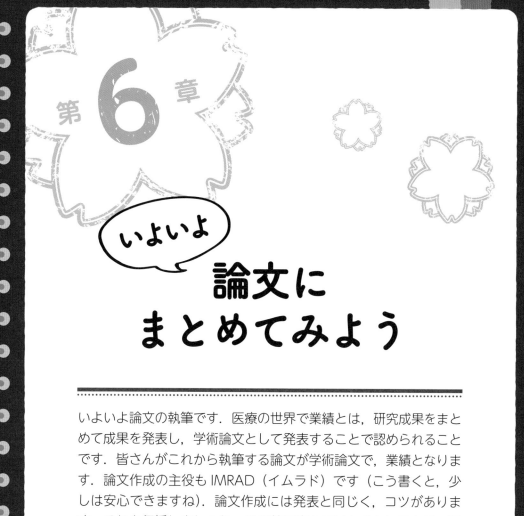

第**6**章

いよいよ

論文に
まとめてみよう

いよいよ論文の執筆です．医療の世界で業績とは，研究成果をまとめて成果を発表し，学術論文として発表することで認められることです．皆さんがこれから執筆する論文が学術論文で，業績となります．論文作成の主役も IMRAD（イムラド）です（こう書くと，少しは安心できますね）．論文作成には発表と同じく，コツがあります．それを伝授しましょう．その前に忘れてはならないことは，論文作成も先人の研究に学ぶことです．質の高い論文を読み，論文の構成，図表の表記方法，考察の進め方，そして文章の書き方を繰り返し学びましょう．

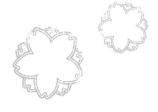

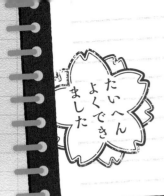

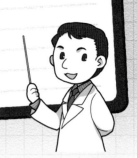

論文のイロハ

研究業績における "論文" とは査読付き論文のこと

　査読付き論文とは，論文（原著論文，資料，総説など一般的な学術研究の論文）の投稿に際して，複数の専門家が判定を行い，掲載が許された論文をさします．投稿規定が明確な学術誌に掲載され，研究業績として評価されるものです．

　一方，依頼原稿という論文があります．依頼論文の場合，その分野の専門家に編集委員会が直々に指名して書いてもらうことが多く，総説やレビュー論文など，査読のプロセスがないものが多いと思われます．正確にいうと，依頼論文は研究業績には該当しません．しかし，論文を依頼されるということは，その分野で著明な成果（以前の研究業績などで）をあげている人に対する評価の表れでもあります．業績に "査読なし論文" と明記して掲載するのは問題ありません．

論文の種類と構成

　皆さんが論文を書くとすれば，以下のいずれかを書くと思われます．いずれも "査読付き論文" とよばれ，業績になります．

症例報告：自分が経験した症例に関して，文献的な考察を付けて書きます．
　　　　　　IMRAD の形式にはこだわりません．

短　　報：原著論文を短くしたものと考えられがちです．正しくは，速報と考えてください．つまり，自分が見いだした研究結果を一刻も早く世の中に広めたいときに公表する論文です．IMRAD の形式で書いて，原著よりも簡潔に短く書きます．

原著論文：本書において，皆さんが目標とする論文のことです．一次情報とよばれ，peer reviewer により査読を受けた IMRAD 形式の論文です．エビデンス（科学的根拠）として扱われます．オリジナル論文ともよばれます．医療者として 1 編は書きましょう．

総　説：ある分野において質の高い一次情報を集約させ，その分野のオピニオンリーダーがまとめた論文です．二次情報とよばれ，診療や診断のガイドラインの根拠として扱われます．レビュー論文ともよばれています．

Coffee break ⓪

投稿先の決め方とインパクト・ファクター

　よい論文とは，質の高い学術誌に掲載された英文です．それでは，質の高い学術誌とはなにを基準に判断されるのでしょうか．日本人でも掲載されることが少ない『Cell』，『Nature』，『Science』の 3 誌は，超一流誌として知られています．『Nature』は英国（欧州）の学術誌で，『Science』と『Cell』は米国の学術誌です．なにが一流かといえば，"引用回数" が多いのです．掲載された論文の価値は，「その論文が他の論文にどれだけ引用されたか」というもので量られます．これは，インパクト・ファクター（IF）とよばれています．ある年に掲載されたすべての論文の IF を平均したものが，その年のその学術誌の IF です．日本で発行される英文誌のうち，IF が付与されている学術誌は約 200 誌程度です．できれば，IF の付与されている学術誌に投稿したいものです．海外の有名学術誌の IF（表 A）と日本の学会誌の IF（表 B）とを比べると，その差に愕然としませんか．

表 A　海外の医学系雑誌のインパクト・ファクター

順位	ジャーナル名	IF
1	CA CANCER J CLIN	254.7
2	LANCET	168.9
3	N ENGL J MED	158.5
4	JAMA	120.7
5	NAT REV DRUG DISCOV	120.1
6	NAT REV MOL CELL BIOL	112.7
7	BR MED J	105.7
8	NAT REV IMMUNOL	100.3
9	NAT REV MICROBIOL	88.1
10	NAT REV MATER	83.5

（出典：Clarivate Analytics 社，Journal Citation Reports 2023 年版）

投稿先は，自分がもっとも掲載を望む学術誌にすべきです．はじめから妥協して，採択されやすいような雑誌を選ぶという手もあります．最近は，いわゆる"ハゲタカジャーナル"とよばれる雑誌もありますので，投稿先の選定は慎重に行いましょう．

表B　日本の医学系雑誌のインパクト・ファクター

学会名	誌名	IF
日本内科学会	Internal Medicine	1.282
日本外科学会	Surgery Today	2.54
日本循環器学会	Circulation Journal	3.35
日本消化器病学会	Journal of Gastroenterology	6.772
日本リウマチ学会	Modern Rheumatology	2.862
日本血液学会	International Journal of Hematology	2.324
日本小児科学会	Pediatrics International	1.617
日本脳外科学会	Neurologia medico-chirurgica	2.036
日本病理学会	Pathology International	2.121
日本医学放射線学会	Japanese Journal of Radiology	2.701
日本感染症学会	Journal of Infection and Chemotherapy	2.065

(出典：Academic Accelerator，インパクトファクター 2022-2023)

MEMO

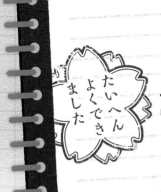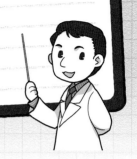

論文の書き進め方

✒ 論文作成は研究の準備段階，実施中から始まっている

　医学領域の臨床研究を実施してきた皆さんはすでに，研究計画書を書き終え，はじめに（背景，目的：introduction）と方法（methods）の項は詳細に記載してきたと思います．研究の目的を決める際には，その背景について先行研究を十分に精査して，明らかになっていることと未解決な部分を明確にしました．方法に関しても，誰が実施しても同じ結果が出るように詳細に記載してきました．実は，研究準備段階からすでに論文作成は開始されているのです．

　そして，研究実施中の研究結果を目のあたりにして，この結果をどのようにまとめたらわかりやすく公表できるだろうか，この結果はどのような理由から得られたのだろうか，予想していた結果と異なっているのは何が原因だったのだろうかなど，結果（results）と考察（discussion）を常に繰り返し考えたことでしょう．結果と考察は研究実施中から開始されているのです．

　研究がすべて終わってから論文を書き始めるのでは，とても進行が遅く，多大な労力を要します．論文作成は研究の準備段階，実施中からすでに始まっていると考えることで，論文執筆のモチベーションも維持できますね．

✒ 投稿規定を熟読する

　投稿先によって論文構成の形式，文字数および図表の数などが異なりますので，まずは投稿先を決め，その雑誌の投稿規定を熟読しましょう．査読者がはじめにみるところは，論文の中身ではなく外見（形式や文字数が

規定に沿っているか否か）です．査読の土俵にのるために必要な，避けられない作業です．特に，引用文献の表記の方法は雑誌によってかなり異なりますので注意が必要です．

Coffee break☕ "ハゲタカジャーナル" には要注意

　業績のために，どうしても雑誌に掲載されたい，お金を出してでも受理してもらいたい．そのような研究者の思いを利用した劣悪な雑誌が "ハゲタカジャーナル" として注意喚起されています．

　ハゲタカジャーナルは，研究者に直接メールを送り，迅速な掲載ができるなどと誘う場合が多いようです．実際には査読者も編集委員会も存在せず，査読を経ずに掲載されます．その引き換えとして，論文著者が数十万円の掲載料を支払うよう求められます．

　掲載料の獲得が目的なので，質の担保については保証されておらず，本来は論文として公表できないようなデータまでもが平気で掲載されてしまうのです．こうしたハゲタカジャーナルの急増が，世界的な問題になっています．

　さまざまな研究に助成金を出している米国国立衛生研究所（NIH）では，2017年11月，NIHの助成を受けた研究は，「明確かつ厳密な査読プロセスをもたない学術誌」で発表せず，信頼性のある学術誌に掲載するよう声明を出しました．

　米国の看護学誌に掲載された「ハゲタカジャーナルに論文を載せる5つの理由」と題した論文の中で，ハゲタカジャーナルに投稿する研究者の事情があげられています．皆さんも自身の立場に置き換えて，ハゲタカジャーナルの餌食にならないように注意してください．

①高等教育制度が不十分な発展途上国の，経験の浅い研究者たちがターゲットになっている．ハゲタカジャーナルに載ることで評判を落とすことに思いが及ばない．

②学術誌でリジェクトされることで研究者が自信を失ってしまうので，確実に掲載できるハゲタカジャーナルに申し込んでしまう．

③論文をいくつ出したかが評価される場合，簡単に掲載できるハゲタカジャーナルに投稿してしまう．

④有名な学術誌と紛らわしい名前に引きつけられてしまう．

⑤ハゲタカジャーナルがどんなものかを承知したうえで，載せ続ける．

　この問題はわが国でも深刻に受け止められ，"ハゲタカジャーナル" に掲載された論文は業績として認めない方向になってきています．ハゲタカ出版社に論文を投稿しないためにはどうしたらよいでしょうか．INANE（International Academy of Nursing Editors；看護学ジャーナルの編集者が構成する国際団体）の同盟は，以下を推奨しています．

・質の高いオープンアクセス査読ジャーナルを採録している，OAジャーナル

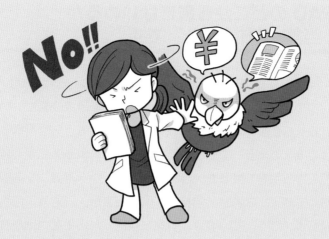

　ディレクトリ（Directory of Open Access Journals）（https://doaj.org）
を参照する.
・定評ある看護学ジャーナルに関する INANE のディレクトリ（https://
nursingeditors.com/journals-directory）を参照する.
　せっかくここまできた研究です. インパクト・ファクターやランキングを検証
するこのようなサイトを活用して, 研究発表の場をしっかり見きわめていきま
しょう.

MEMO

IMRAD のどこから書きはじめるか
——当然，"方法から"です

　論文を書きはじめる際には，学会発表のときに作成した"構造化抄録 (IMRAD)"を活用しましょう．学会発表で研究成果について意見が寄せられていると思います．その意見に沿って，もう一度，構造化抄録を書き直してみましょう．原著の構造をいま一度，表 6-1 に示します．この中で，どこから手をつけるか．当然，"方法"です．原著論文を書く順序は，①方法，②結果，③考察，④結論，⑤引用文献，⑥背景・目的，⑦要約，⑧タイトル，です．初心者は"背景・目的"から手をつけがちです．しかし，背景や目的は論文全体が頭の中でできあがってはじめて書ける部分ですので，後回しにします．驚くことに，タイトルも最後に書くよう固定すると，論文がグンと書きやすくなります．

表 6-1　原著論文に必要な項目

Title (T)	題名	通常 20〜30 文字で長くても 40 文字程度 長くなったら，サブタイトル（副題）を使うとスマートにまとまります
Abstract (A)	要旨 要約	IMRAD 形式で論文のエッセンスを記載します 通常は，キーワードを付記します
Introduction (I)	提起 背景 目的	研究概念の確立と，問題提起，研究の位置付けを行います 研究背景や研究目的の説明を通じて，この研究でどのような問題を論じるのかを設定します
Methods (M)	方法	研究に用いた方法（実験方法，実験のセットアップ，解析，考察に用いるための理論の概略）を伝えます 方法の最初に「倫理的配慮」を，最後に「統計処理の方法」を述べるのが一般的です ポイントは，図表を多用して，文字を少なくすることです
Results (R)	結果	研究過程で得られたデータの叙述的な説明を行います もちろん，図表を多用します ここで示したデータは，「Introduction で提起した問題への答えとしての仮説」を支える根拠となるものを厳選します
Discussion (D)	考察 論証	「Introduction で提起した問題への答えとしての仮説」を証明する根拠を述べます 「Results で示したデータ」を「先行研究の結果」や「エビデンス」を示して論理的に展開します 必要に応じて，実験自体の妥当性も論証します
Conclusion (C)	まとめ 結論	簡潔に，まとめ，または結論を記載します
References (R)	文献	根拠として引用した文献を記載します 記載方法は，投稿規定に従ってください

☑ 方法（methods）

研究計画書の"方法"の部分をそのまま当てはめます．研究計画書の項でも述べたとおり，"方法"は読者が同様の研究をしようとした場合に，その部分を読めばそのまま追試ができるように詳しく記載する必要があります．論文の中で，もっとも分量が多くなるはずですね．

〈記載する内容〉

・倫理（ethics）：倫理審査を受けた機関および審査番号を記載します．また，臨床研究登録を受けた機関および登録番号を記載します．

・研究対象（subject）：患者登録の適応基準と除外基準を明確に記載します．

・研究手法（experimental procedure）：使用した器具，検査に用いた機器，研究条件などを詳細に記載します．

・評価項目（endpoint, outcome）：主評価項目と副次評価項目に分けて記載します．

・統計処理方法（statistical analysis）：統計ソフト，処理方法，有意水準および用いた数値の意味を記載します．

〈記載するコツ〉

・方法は，長すぎても叱られることはありません．詳しく書きましょう．

・PICO, PECOのコントロール群と介入群の定義をきちんと記載しましょう．

・群ごとの対象者数をきちんと記載しましょう．

・対象者数を設定した（サンプルサイズ設定の）根拠を書きましょう．

・方法に記載される治療や測定法については，どの方法に従っているのか，論文を用いた根拠を示しましょう．

・論文に「約」や「およそ」,「比較的」,「おそらく」などの使用は御法度です．

☑ 結果（results）

結果は図表を活用してわかりやすく解説するようにします．使用するソフトは，表は Excel や Word で，図は PowerPoint で作成します．表は罫線を入れ，横線のみとし，縦線は入れません．最近の学術誌では図のカラー化（ほとんどが有料で追加料金が必要）も認められていますので，インパクトがあります．

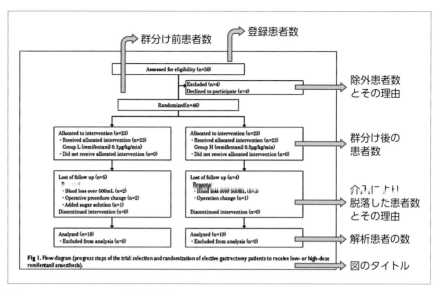

図6-1　フローチャートを作成するコツ

〈記載する内容〉

・解析フローチャート（図6-1）：患者登録から解析までの患者数の流れを
　フローチャートにします．一般的には，結果の一番はじめの図になりま
　す．

・患者背景（図6-2）：解析を行った患者の背景を記載します．群分けした
　場合には，群ごとにまとめ，群間の背景を統計学的に比較します．一般
　的には，結果の2番目の図になります．

・メインリザルト（図6-3）：主評価項目の結果です．

・サブリザルト：副次評価項目の結果です．メインリザルトを補強する結
　果です．

〈記載するコツ〉

・なにがメインリザルトであるかはっきりと示します．方法で示した主評
　価項目に対する評価がメインリザルトです．

・あいまいな表現はしません．統計上，有意か否かを明確に示します．「……
　だろう」や「……かもしれない」のような表現は使用しません．

・事実を記載します．文末は「……である」，「……であった」とします．
　「……と思う」や「……と考える」は使用しません．

・図表で出てくる数値や表現を文章内で繰り返しません．

・得られた結果をすべて記載する必要はありません．論文を長くさせるだ
　けです．

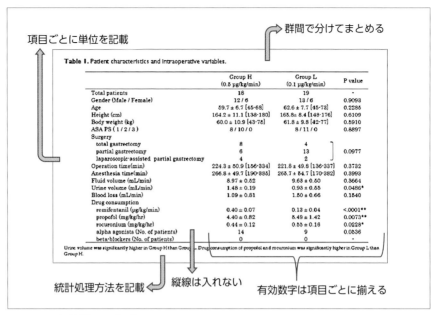

図 6-2　患者背景を作成するコツ

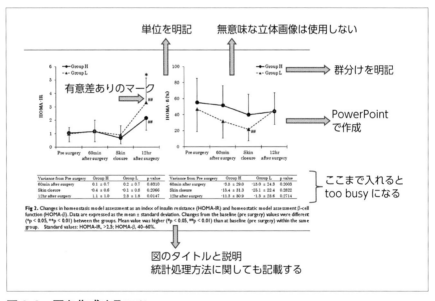

図 6-3　図を作成するコツ

・方法に記載していない結果や図表に出てこない結果は記述しません.
・"図下表上" が原則です. 図表には必ずタイトルを付けます. その位置は,
通常は図は下, 表は上に配置します. 図にはさらに説明文を付けます.
・結果の図表を作成するコツを表 6-2 にまとめます.

表 6-2　図表を書く際のコツ

1. 個人情報を載せない
   レントゲンや検査結果に個人情報が載らないように注意します
2. 単位をきちんと付ける
   表の中には項目ごとに，図には縦軸と横軸に投稿規定に準じた表記で記載します
3. 有効数字を揃える
   年齢を小数点以下 2 桁（有効数字 3 桁，ex. 65 ± 5.45 歳）で示しても意味がありません
   機器の測定精度を加味して適切な有効数字で表記しましょう
4. 統計手法も結果も図表ごとに記載する
   図表の結果がどのような統計手法を用い，平均値，中央値，標準偏差，標準誤差および四分位範囲のいずれを用いているか，有意水準はいくつかについての記載も必要です
5. too busy（詰め込みすぎ）な図表にしない
   びっしりと情報を入れても伝わりません
   必要最小限の情報を盛り込むようにしましょう

☑ 考察（discussion）

〈記載する内容〉

　　考察の構成内容を表 6-3 にまとめます．また，考察のひな形を表 6-4 に示します．

〈記載するコツ〉

　　まず「自分が述べたい内容を箇条書きにする」ことからはじめます．そして，研究の新規性と有用性に触れて，各項目の考察を進めていくとよいでしょう．考察は，論文の要です．決して，感想や一般論を述べることなく，自分の研究成果に理論付けを行いましょう．

・推測や憶測は述べません．
　　×「……だろう」，×「……可能性が高い」
・考察は起承転結で全体を書きます．
・段落ごとに考察するテーマ（リザルト）を変え，段落の中でも起承転結を完結させます．
・論文全体の中で長くなりすぎないようにします．目安は「方法」と同程度から長くても 2 倍程度です．
・一文一文は短文を心がけます．
・いわれなくてもわかっている文言は使用しません．
　　×「さらなる研究が必要である」，×「将来の研究を待ちたい」

表6-3　考察の構成内容：起承転結を意識する

1. はじめの段落において，研究の結果を述べる
2. メインリザルト（主評価項目）についての考察
　　①引用文献を付けて研究結果を論理的に説明する
　　②読者が十分に納得する理論付けをする
　　③読者に興味がわくような理論付けをする
3. サブリザルト（副次評価項目）についての考察
4. 研究課題および反省点について述べる
5. 考察の最後の段落において，研究の結論を述べる

1 が「起」：考察の主題を提案する
2，3，4 が「承転」：考察の展開の中心
5 が「結」：考察の結び

表6-4　考察のひな形

〈最初の段落〉　研究成果のまとめ
　　「……と考えられる」
〈二段落目〉　メインリザルトの考察
　　「……と考えられる」
〈三段落目〉　サブリザルトの考察
　　「……と考えられる」
〈四段落目〉　研究の課題や反省点
　　「……と考えられた」
〈五段落目〉　研究の結論
　　「本研究の結果……であることが明らかにされた」
　　（自信がなければ「……であることが示唆された」）

Coffee break　**研究成果を台無しにしてしまう考察例**

　　論文の価値が左右される考察は，一歩間違えるとせっかくの研究成果も台無しになります．研究成果を台無しにしてしまう考察とは，つぎのようなものです．
・結果の羅列，繰り返し⇒考察になっていません．
・一般論の繰り返し⇒総説です．
・引用文献の抜き出しの繰り返し⇒盗用です．
・研究の反省をひたすら述べる⇒査読する気がなくなります．
・将来の展望ばかりを述べる⇒自分でできないような展望を書かないように．
・自分だけが新しい情報だと思っていたら，周知の情報であった⇒計画書の段階で先行研究の十分な吟味が必要です．

☑ 結論（conclusion）

結論では，自分が伝えたいことだけを簡潔明瞭に述べます．あいまいな表現，感想，想い，および反省などは書かないでください．自分で立てた"仮説"が，検証の結果どのようであったかを記載します．よって，表記は「本研究の結果，……とした仮説が……証明……た」となります．よくある結論の間違いは，次のようなものです．

・研究方法や結果にまったく出てこない項目が突如として出現する

・要旨，要約の結論と内容が異なる．

・空想や願いが書かれている．

・数値の羅列．

・考察を繰り返す．

結論の後に，通常は以下の3項目を記載します．

・お世話になった方への感謝：謝辞（acknowledgement）．特に，共著者に名前を載せられなかったけれど，研究への協力・貢献が大きかった個人・団体名はここに記載すべきです．

・お世話になった施設や資金団体への感謝：financial support and sponsorship．統計や英訳でお世話になった人物や会社名も記載可能です．

・利益相反の有無．

☑ 引用文献（references）

〈記載する内容〉

論文の中で一番，記載ミスが多い箇所です．投稿規定をよく読んで，記載方法に準じてください．引用文献は，論文には必ず必要です．引用文献数が多ければ多いほどよいというわけではありません．論文の総文字数には引用文献の文字数も含まれますので，むやみやたらに引用文献数だけを増やすのはやめましょう．引用文献は，本当に適切だと思われる論文だけに限定すべきです．投稿規定の「原著なら○編以内」，「短報なら○編以内」に準じます．「オリジナリティの高い原著論文では，引用論文数は少ない」と本来は考えられます．

〈記載するコツ〉

・本文の中に通し番号で引用場所を明示し，巻末に引用文献として一覧にまとめます．通常は右肩に上付き数字で示します．

例）……であるといわれている[3]．

・投稿規定に準じて記載します.

　例）著者名（人数も確認）．タイトル．雑誌名，発行年；巻：ページ数.

・学会抄録や製薬会社のパンフレット，コラムなどからは引用しません.

・インターネットが情報源であれば，URL を記載します.

・20 年以上も前のような古い論文は引用しません（ただし，その領域の
　レジェンド的な論文は可能です）.

・同一テーマで似たような結論の論文が複数ある場合は，最新の内容でもっ
　とも充実した 1 編を引用します.

・できるだけ，英文で書かれた論文を引用します.

・PubMed や EMBASE に掲載されている論文を引用します.

・抄録だけを読んで引用文献として扱わないようにしましょう.

・本文で，「……といわれている」，「……と報告されている」，「……と考え
　られている」と記載した場合には，必ず引用文献を付けましょう.

☑ 背景（background），目的（introduction）

〈記載する内容〉

　　次の 3 つの要素を書きます．だらだらと長く書くのはよくなく，1 ペー
ジを超えてはいけません.

・先行研究をまとめて，自分の研究の必要性や重要性を述べます．明らか
　になっていることと，不明なことを明確にしておきましょう.

・自分の研究を始めるきっかけとなった事象や問題点を述べます.

・明確な自分の研究目的を述べます.

〈記載するコツ〉

　　目的をいくつも掲げて，現実的ではない研究に向かっているケースがみ
られます．目的の数は 1 つまたは 2 つに絞りましょう．背景や目的は論文
の導入部分であり，読者に読んでもらうためには興味をひくように書く必
要があります．よって，論文全体を頭のなかで完成させながらじっくりと
書くべきです．ここを仕上げるのは，最後にしましょう．もっとも用いら
れる方法は「仮説の提示」を行う手法です.

　　例）本研究では，○○という仮説を立てて検証を行う.

　　引用論文を駆使して，論理的に文章を組み立てて，読者に研究の目的が
明確に伝わるようにしてください．ある意味，論文の中で小説に近い部分
ともいえますね.

☑ 要旨（abstract）

　査読者や編集者は，タイトルページを見た後に要旨に目を通します．要旨がダメでは本文を読んでもらえない，そのままリジェクトの可能性もあるのです．

〈記載するコツ〉

- ・本体とは別ですので，略語は本体とは別に改めて定義する必要があります．
- ・IMRAD に徹しましょう．
- ・制限文字数を守りましょう．
- ・英文が別途必要な場合は，忘れずに付けましょう．
- ・本体よりも世間に露出する部分です．誤字・脱字および文法間違いは絶対にないように確認しましょう．
- ・一文一文は短文を心がけましょう．

Coffee break

アブストラクトがあなたの論文の顔です

　アブストラクトだけでも英文で書いておけば，PubMed をはじめとした世界的な検索サイトに掲載可能となります．ですので，英文は必ず「専門的な校閲（ネイティブスピーカーなど）」を受けましょう．アブストラクトがあなたの論文の顔です．キーワードも検索対象のはじめの一歩になります．あなたの研究の一番の売りをキーワードに設定してください．あなたがその分野の専門家になった場合に，キーワードを入れ，あなたの名前が一番にヒットしたら嬉しいですよね．

　ためしに Google で「術前経口補水療法」とキーワードを入れて検索してみてください．

☑ タイトルページ（title）

〈記載する内容〉

　タイトルページ（表紙のページ）には，論文のタイトルに加え著者の所属・連絡先，共著者の所属，論文の総文字数，図表の数などを記載します．

・タイトル：スライドやポスター作成の項でもタイトルの重要性をお話ししました．まずは，タイトルが魅力的であることが大事です．もちろん，長くなるようなら副題を入れてください．

・著者名：名前，所属，連絡先（自宅ではなく，勤務先です），アドレスを記載します．論文への問い合わせや別刷りの請求に対応するためです．

・共著者：実際に研究や論文の作成に関与した人物だけを共著者にしてください．『The NEW ENGLAND JOURNAL of MEDICINE』の投稿規定にある共著者の定義では，①実験の概念とデザインやデータの解析，解釈を行った者，②原稿の作成または知的内容に関しての修正に十分関与した者，③最終バージョンの投稿論文として完全に合意し，承認をした者，とされています．

〈記載するコツ〉

　タイトルは論文作成の最後の仕事です．タイトルと内容が合っていないことがよくあります．どちらが直しやすいか……．当然，"タイトル"ですね．だから"タイトルが最後"なのです．次の点に注意して，記載してください．

　魅力的なタイトルの条件とは，

・新規性がある

・結論がある

・研究法が推察できる

・文法的に整っている

・簡潔である　　　ことです．

　例）Safety and efficacy of oral rehydration therapy until 2h before surgery : a multicenter randomized controlled trial. J Anesth 2012; 26:20-27.

（術前2時間前までの経口補水療法の安全性と有効性：多施設無作為研究）

　結論が明確には出ていない点以外は，魅力的なタイトルの条件を満たしていますね．

①受動態と能動態の使い分けを明確に

　IMRAD のうち，絶対に能動態にするべき項目は方法（M）です．論文では，方法以外の部分は基本的には受動態です．特に，先行文献の引用や結果は，主語が自分ではないので受動態になります．

②時系列をそろえましょう

　現在形や未来形，過去形が混在している文章は読み手が混乱します．IMRAD ごとに時系列はそろえましょう．たとえば，目的・背景（I）は現在形　結果（R）は過去形というようにします．

③論文は感想文ではないので，あいまいな表現は避けましょう

　　×およそ……である．……かもしれない．

　　×……らしい．……のようだ．……と思う．

　　○……といわれている．……と考えられている．

　　○……である．……と結論づけた．

④具体的・客観的に伝えましょう

　　×体重が異常に少ない．

⇒○体重が 32.5kg と低下していた．

　　×長期間の絶食が栄養状態に悪影響を与えた．

⇒○ 46 日間の絶食の影響で体重が 5.6kg 減少した．

⑤抽象的な表現は使わないようにしましょう

　「こそあど」ではじまる表現を乱用しないようにしましょう．

　　×このようにして……，こんなに多くの……

　　×それくらいの栄養状態なら……

　　×あのときから……，あんなにも……

　　×どの状況であっても……，どんな……

⑥「と」，「に」，「や」は最初の語句の後ろにおきます

　　×アルブミン，ビリルビン，ヘモグロビンやコレステロールなど

⇒○アルブミンやビリルビン，ヘモグロビン，コレステロールなど

⑦「……です」，「……ます」は語尾に使いません

　　○……である．……だ．

⑧接続詞（そして，また，しかし，さらに）や「まず」，「そして」，「基本的には」などの言葉はできるだけ使うのは避けましょう

　これらは話し言葉なので論文には適しません．省いたほうが，文章はすっきりします．他の接続詞も論文にはほとんど不要と考えてください．

⑨「……したいと思う」，「……たいと考える」は使わないようにしましょう

　文章が長くなるだけです．「……したい」という思いと，「……と思う」という思いと二重表現です．

　　×今後，新しい研究結果を待ちたいと思う．

⇒○今後，新しい研究結果を待ちたい．

⑩ 「……といわれている」，「……と報告されている」などの文章には，その根拠となる引用文献を付けましょう．

×といわれている．

⇒○といわれている[1]．

 ## 論文を書き終わったら……
必ず他人に読んでもらおう

　スライドの作成の際にもアドバイスしましたように，自分で書いた論文は提出前に3日寝かせて自分で再度読んで，そのつぎに必ず他人に読んでもらいましょう．ここでいう他人とは，つぎのような方々をさします．

・共著者：拙い表現も共同責任になります．

・同僚レベルの専門家：その雑誌の一般的な読者に相当します．

・上司：その領域の専門家です．

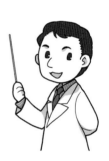

MEMO

◉ 禁！　他人の文章のコピペ

　コピペは厳禁，くらいのことは皆さんご存じですね．でも，引用とコピペの違いがよく分からない，ということもあるかと思います．コピペとは，引用元を記載しないまま，いかにも自分で考えて書いたような文章を論文に掲載することです．もちろん，違法です．近年，一流学術誌ではコピペ防止の対策としてコピペ発見ソフトが導入され，査読前にコピペの有無をスクリーニングして，コピペが発見された時点でリジェクトするようなシステムが導入されているようです．

　コピペツールは，私たちでも無料で簡単に入手できます．私がよく使うツールは下記のものです．

・Copy Content Detector　https://ccd.cloud/
・コピペチェックツール　こぴらん　https://copyrun.net/

　試してみてください，優れものです．

◉ 引用のルール

　さて，自身の論文において理論の説得力を増すために，先行研究をまとめた論文の一部を引用するのは当然のことです．しかし，他人が作成した著書や図表はすべて「著作権」という知的財産権で保護されています．本来はそれらを無断で使用することは「著作権侵害」です．それでは，論文に他人の著作物を引用することはできないのでしょうか？

　安心してください，著作権法第三十二条に「公表された著作物は，引用して利用することができる」という規定があります．ただし，これには「公正な慣行に合致するものであり，かつ，報道，批評，研究その他の引用の目的上正当な範囲内で行われるものでなければならない」（同条）という条件が付きます．学術論文の執筆であれば，多くの場合この条件を満たすでしょうから，許諾を得ずに著作物を使うことができます．

　引用できる著作物は「公表された著作物」とされていますが，その種類は文章に限りません．写真や図版でも可能です．書籍，ウェブなど媒体も問いません．

　ただし，適法に引用するためには「情報源をきちんと明記した書き方」（出典の明示）が必要です（同法四十八条）．

　出典明示の具体的な方法として，引用元の書籍名と掲載ページ，写真・画像の作成者氏名，その作成年月日に至るまでを明記します．ウェブ上の写真・画像・図表であれば，サイトのURL（DOIがある場合DOI），サイトのタイトル名，画像の作成者氏名，そのページの最新更新日時とアクセス日時を明記します．ここまで明記することで，論文での引用が可能となるのです．

〈引用例〉

　術前経口補水療法には術前の水電解質補給が認められている[1].

　ペプチーノ®は，吸収しやすい低分子ホエイペプチドが使用されている[2].

1）谷口英喜，他. 術前体液管理への経口補水療法の試み. 日本臨床麻酔学会誌，2009; 29（7）：815-823.
2）消化態流動食ペプチーノ　https://www.terumo.co.jp/medical/food/fo18.html（アクセス日：2019 年 2 月 5 日，最新更新日時：2019 年 1 月 16 日）

　また，引用のルールとしてもうひとつ重要なことは，自分の都合のよいように引用文の記載を変えてはいけないということです．つまり，自分の論理展開に都合が悪い箇所をカットしたり，言い回しを変えたりしてはいけません.

◉ 引用と転載の違い

　引用の要件にあてはまらないけれど他人の著作物を使用したい場合には，許諾を得る必要があります（引用と区別して「転載」とします）．許諾を得て著作物を転載する場合，可能であれば発行元だけでなく，著者に直接連絡をとって許諾を得るとよいでしょう.

　その一例として，JSPEN の投稿規程（平成 30 年 8 月 10 日制定）では，他誌からの転載に関しては，「投稿論文執筆に際して書籍・他誌から転載する場合は，著作権保護のため，必ず投稿前に原著者および出版社の許諾を受けること．その際，投稿者側で原出版社および原著者との許諾交渉を行うこと．許諾後，投稿論文に出典を明示すること」と記されています.

　ちなみに，引用／転載の別にかかわらず，インターネット上の情報は，権利関係が不明なものが多いため，安易な使用には注意が必要です．使用したい情報の発信者や権利者は誰か，使用にあたって特別な条件はないかなど，事前に調査をすることが望ましいでしょう．特に，インターネット上の情報の信憑性に関してはそれを判断する機関も基準もないので著者の自己判断に委ねられます.

　コピペと引用，転載の違いが理解できましたでしょうか．論文において他人の著作物を引用（あるいは転載）することは論理展開上絶対に必要です．しっかりとルールに則り，うまく活用し論文の質を向上させましょう.

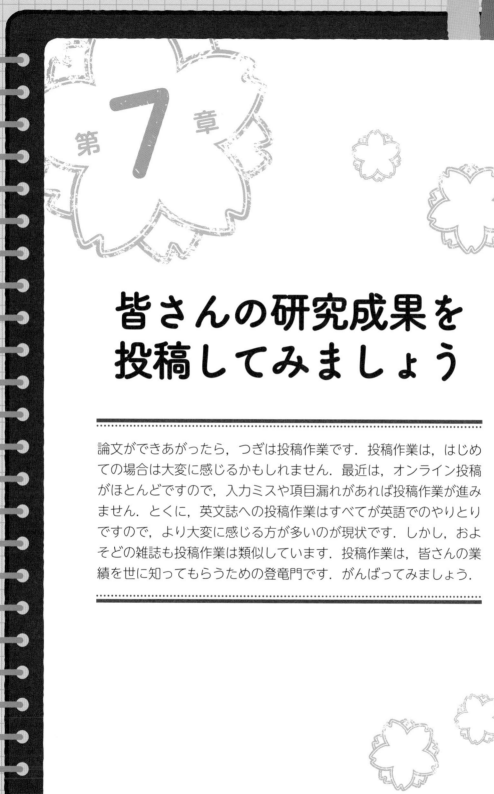

第 **7** 章

皆さんの研究成果を
投稿してみましょう

論文ができあがったら，つぎは投稿作業です．投稿作業は，はじめての場合は大変に感じるかもしれません．最近は，オンライン投稿がほとんどですので，入力ミスや項目漏れがあれば投稿作業が進みません．とくに，英文誌への投稿作業はすべてが英語でのやりとりですので，より大変に感じる方が多いのが現状です．しかし，およそどの雑誌も投稿作業は類似しています．投稿作業は，皆さんの業績を世に知ってもらうための登竜門です．がんばってみましょう．

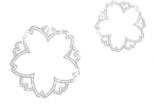

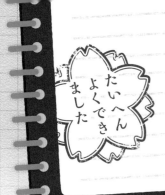

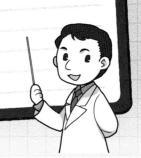

論文の投稿から査読対応まで

論文投稿から掲載までの流れは，つぎのようになります．

1. 投稿誌の選定
2. 投稿規定の確認
3. 投稿作業
4. 査読対応
5. 掲載

　投稿後の査読パターンはさまざまです（図7-1）．パターン1が理想的で，以下，パターン5が最悪の事態です．お気づきでしょうか．一度，査読の土俵に乗ってしまえば，ほとんどの場合，掲載にたどりつけます．つまり，最初の段階でリジェクト（投稿の不採用）がなければ，査読のやりとりを何度かするうちに，掲載が見えてくるのです．著者は一度だけ，英文誌で再査読まで進んだにもかかわらず，最後の最後で統計処理が不適当という理由でリジェクトになった痛い思い出があります．まれではあるものの，100％掲載ではないので，ご注意を．

投稿誌の選定

　投稿誌の質は，高いに越したことはありません．第6章でも述べたように，インパクト・ファクターの高い学術誌である『Science』や『Nature』に自分の論文を載せるのは研究者にとっては名誉なことです．しかし，これらの学術誌に掲載される確率はよほど質の高い研究ではないかぎり，むずかしいといっても過言ではありません．皆さんの研究レベルに合った投稿先をみつけ，研究結果を知ってもらいたい方々が読者になっている雑誌に投稿することがよいでしょう．投稿誌を見つける際の選択肢を図7-2に示します．業績として残すならば，査読あり論文が最低条件で，可能なか

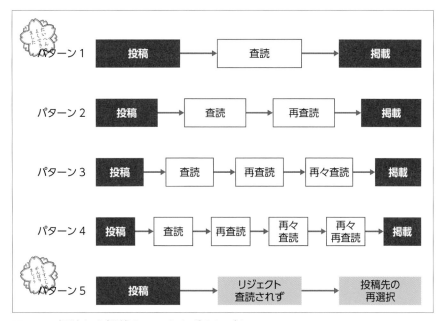

図7-1　投稿から掲載までのさまざまなパターン
パターン1がベストで，パターン5が最悪の事態です．

ぎり英文が理想的です．

　図7-1，7-2を参考に，自分なりに投稿戦略を立てておくことが賢明です．この際には，先輩や共著者にも十分相談してみましょう．

　戦略例「第一希望の雑誌がだめなら，第二希望の雑誌と第三希望の雑誌を決めておく」

投稿規定の確認

　現在では，ほとんどの雑誌の投稿規定はオンライン上で確認できます．雑誌の誌面上にも投稿規定は記載されていますので，必ず確認しておきましょう．投稿規定で確認しておくべき項目は，以下のとおりです．

■投稿資格の有無

　学会の機関誌では，学会員以外の投稿を受け付けていないところがあります．この場合，共著者も会員であることが必須の場合もあるので注意してください．

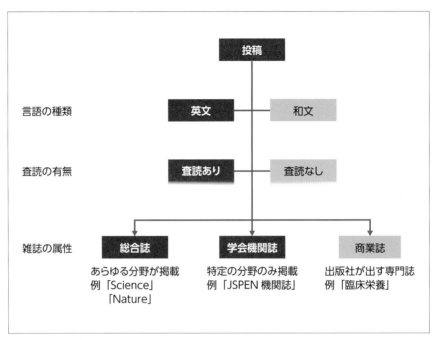

図7-2　投稿先の選び方

■投稿論文の種類

自分の希望する論文形式があるかどうかを確認しておきます．たとえば，原著論文，症例提示，資料などです．

■投稿方法

オンラインのみ受付可能なところがほとんどです．オンライン送付ファイル形式（Word，Excel，PowerPoint など）も確認してください．

■投稿文字数

本文や要旨の文字数，図表は何文字に換算されるかなどを確認してください．

■要旨に英文が必要か

要旨を英文にすれば，検索サイトに掲載される確率が高くなります．

■投稿形式

IMRAD 形式がほとんどです．単位，引用文献の書き方も確認しましょう．たとえば単位を「ml/kg」で表示するか「ml・kg^{-1}」で表示するかな

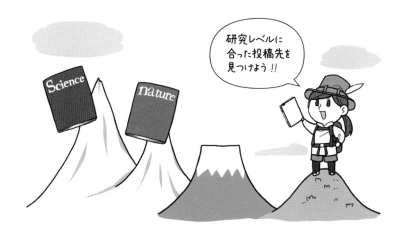

どを確認しましょう.

■投稿費用の有無

　無料から，ページ単位で料金が発生する論文までさまざまです．とくに，カラー印刷や写真は追加料金が発生しますのでご注意を.

■研究論文のオンライン先行発表 (advance online publication：AOP) の有無

　AOP があると，印刷版の発行日より早く論文を発表でき，読者も受理論文を印刷版の掲載前に読めるというメリットがあります．AOP しかない雑誌もあります．その場合は，出版物として発刊はなくても立派な業績として評価されますのでご安心を.

■投稿に必要な書類またはファイル

　カバーレターのファイル，論文原稿のファイル，図表ファイル，共著者サイン，利益相反などを確認します.

■投稿受理率

　その雑誌に投稿された論文の平均的な採用率のことです．皆さんの投稿した論文受理の可能性が予測できますね.

投稿作業

　現在はオンライン投稿がほとんどですので，まずは著者登録からはじめてみましょう．はじめに皆さんのアカウントを作りましょう．著者登録の作業後は，指示に従い投稿作業を行いましょう．詳細は各投稿規定を参考にしてください．ここでは，投稿の際に揃える書類（ファイル）について補足説明します．

■本文，図表，引用文献，要旨，タイトルページ

　規定どおりのファイルで投稿してください．文字数や原稿枚数の過不足で査読の対象とならない場合がありますので，要注意．タイトルページからはじめて，全ページにページ番号（目次）が必要とされます．

■カバーレター

　カバーレター（添え状）とは，論文を投稿する際に添付する雑誌編集部へのお手紙です．和文誌では，必ずしも必要とされません．英文誌では，

May 2012　　　　　　　　⇒　　　日付

Editorial Office
International Journal of Medical Sciences

　　　　　　　　⇒　　　投稿先の雑誌名

Dear Sir,

Enclosed is our manuscript entitled "Preoperative management of surgical patients by "shortened fasting time": a study on the amount of water in the body by multi-frequency impedance method." We would very appreciate the review and publication in the journal.

　　　　　　　⇒　　　投稿する論文名と査読のお願い

Sincerely yours,

Hideki Taniguchi, M.D., Ph.D.　⇒　　著者の連絡先
Saiseikai Yokohamashi TOBU Hospital
Department of Patient Support Center
6-1 Shimosueyoshi 3-Chome, Tsurumi-ku, Yokohama-City
Kanagawa, 230-8765　Japan
FAX: +81-45-576-3525
E mail address: ○○○@aol.jp

図7-3　カバーレターの一例

必要とされます．カバーレターに記載する内容は，つぎのようなものです．一例を図 7-3 に示します．

・投稿論文の査読のお願い．
・Corresponding author（編集のための連絡先となる著者）の氏名・所属機関・連絡先．
※雑誌によっては以下も記載する必要があります．投稿規定を確認してください．
・研究の重要性を述べた簡潔な説明．
・投稿誌の読者層にとって論文内容が適切だと考えた理由．

■ 投稿に対する著者，共著者の誓約書

すべての雑誌で必要です．投稿規定を必ず確認してください．共著者を含め，直筆を求める雑誌が増えてきています．図 7-4 に誓約書の一例を示します．投稿規定にそって投稿することに誓約（同意）しますという旨（雑誌によっては，二重投稿になっていない旨の誓約）の内容です．

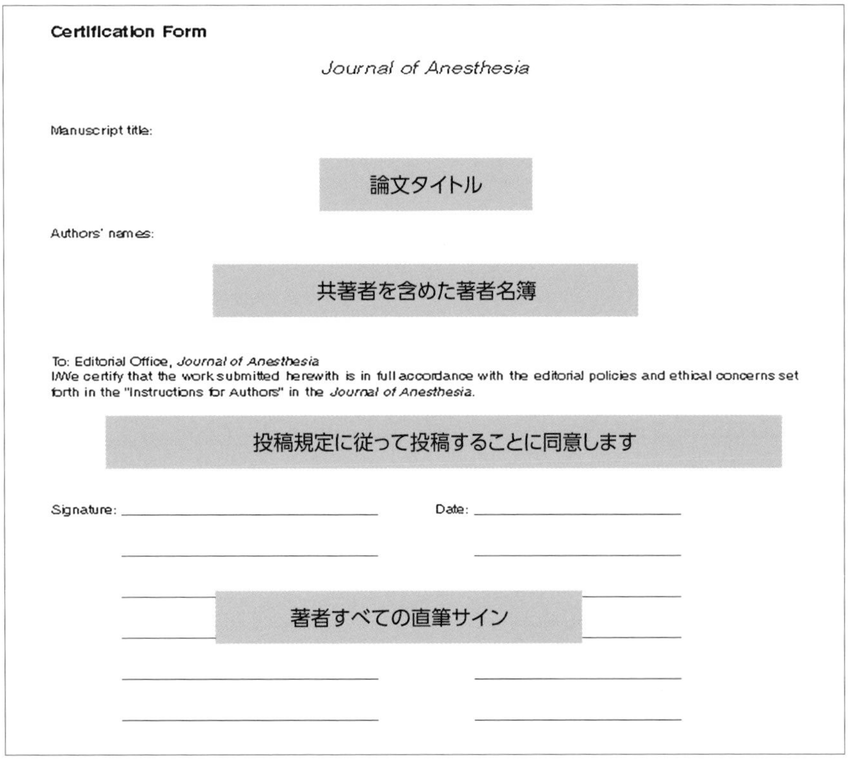

Certification Form

Journal of Anesthesia

Manuscript title:

論文タイトル

Authors' names:

共著者を含めた著者名簿

To: Editorial Office, *Journal of Anesthesia*
I/We certify that the work submitted herewith is in full accordance with the editorial policies and ethical concerns set forth in the "Instructions for Authors" in the *Journal of Anesthesia*.

投稿規定に従って投稿することに同意します

Signature: _____   Date: _____

_____   _____

著者すべての直筆サイン

_____   _____

_____   _____

図 7-4　投稿誓約書（同意書）の一例

■ 利益相反の確認書

著者および共著者の利益相反への該当の有無を記載します．上記の誓約書に含まれる雑誌もあります．

以下は，原稿の種類や雑誌により提出の有無が異なります．

■ CONSORT（コンソート）2010 チェックリストおよびフローチャート（flow diagram）

無作為化対照比較試験やメタ解析，観察試験，経済学的解析，薬剤や食品による有害事象，診断テスト試験を扱った論文は，該当する推奨ガイドラインに従って作成し，これを確認するチェックリストおよびフローチャート（flow diagram）の添付が必要とされます．

このチェックリストは，CONSORT 2010（Consolidated Standards of Reporting Trials；臨床試験報告に対する統合基準）チェックリストとよばれています．チェックリスト項目は，タイトル(title)，抄録(abstract)，はじめに (introduction)，方法 (methods)，結果 (results)，考察 (discussion) の内容と関連するチェックリスト 22 項目から構成されています（表）．

CONSORT 2010 チェックリストは，著者がチェックリストとフローチャート（flow diagram, 図 7-5）を利用して報告書の改善を助けるため，研究者と編集者により作成されたものです．皆さんは，これを関係なしとして聞き流すのではなく，原著論文に記載すべき事項の模範として一度は熟読してください．

参考：CONSORT 2010 声明（in Japanese/薬理と治療 2010；38（11）：939-949）

MEMO

表 CONSORT（Consolidated Standards of Reporting Trials）

ランダム化比較試験を報告するときに含まれるべき項目のチェックリスト

章・トピック（Section and Topic）	no	記述項目（Descriptor）	報告頁
タイトル・抄録（Title and Abstract）	1	参加者はどのように介入群に配置されたか（例，「ランダム割振り」[random allocation]，「ランダム化された」[randomized]，「ランダムに割付けられた」[randomly assigned]）	
はじめに（Introduction） 　背景（Background）	2	科学的背景と合理的根拠（rationale）の説明	
方法（Methods） 　参加者（Participants）	3	参加者の適格条件とデータが収集された設定（setting）と場所	
介入（Interventions）	4	各群に意図された介入の正確な詳細と実際にいつどのように実施されたか	
目的（Objectives）	5	特定の目的と仮説	
アウトカム（Outcomes）	6	明確に定義された主要・副次的アウトカム評価項目．当てはまる場合には，測定の質を向上させる方法（例，複数の観察，評価者のトレーニング）	
症例数（Sample size）	7	どのように目標症例数が決められたか，当てはまる場合には，中間解析と中止基準の説明	
ランダム化（Randomization） 　　順番の作成 　　（Sequence generation）	8	割付け順番を作成した方法．割付けに制限を加えている場合（例，ブロック化，層別化）はその詳細を含む	
割付けの隠蔽 　　（Allocation concealment）	9	ランダム割付けの実施法（例，番号付き容器，中央電話登録），各群の割付けが終了するまで割付け順番が隠蔽されていたかどうかの明記	
実施（Implementation）	10	誰が割付け順番を作成したか，誰が参加者を組入れ（enrole）たか，誰が参加者を各群に割付けたか	
ブラインディング／マスキング 　（Blinding/Masking）	11	参加者，介入実施者，アウトカムの評価者に対し群の割付け状況がブラインド化（盲検化）されていたかどうか．ブラインド化されていた場合，成功していたかどうかをいかに評価したか	
統計学的手法 　（Statistical methods）	12	主要アウトカムの群間比較に用いられた統計学的手法．サブグループ解析や調整解析のような追加的解析の手法	
結果（Results） 　参加者の流れ（Participant flow）	13	各段階を通じた被験者の流れ（フローチャート図を強く推奨）．とくに，各群ごとに，ランダム割付けされた人数，意図された治療を受けた人数，プロトコールを完了した人数，主要アウトカム評価項目の解析に用いられた人数の報告．計画された研究のプロトコールからの逸脱について，その理由も含めて記述	
募集（Recruitment）	14	参加者の募集期間と追跡期間を特定する日付	
ベースラインのデータ 　（Baseline data）	15	各群のベースライン（試験開始時）における人口統計学的，臨床的な特性	
解析された人数 　（Number analyzed）	16	各解析における各群の参加者数（分母），ITT解析かどうか．可能ならば結果を実数で記述（たとえば，50％ではなく10/20）	
アウトカムと推定 　（Outcomes and estimation）	17	主要・副次的アウトカムのそれぞれについて各群の結果の要約．介入のエフェクトサイズとその精度（例，95％信頼区間）	
補助的解析（Ancillary analyses）	18	サブグループ解析や調整解析を含め，実施した他の解析を報告することで多重性に言及する．また，解析は事前に特定されたものか探索的なものかを示す	
有害事象（Adverse events）	19	各群でのすべての重要な有害事象ないし副作用（side effect）	
考察（Discussion） 　解釈（Interpretation）	20	結果の解釈は，研究の仮説，可能性のあるバイアスや精度低下の原因，そして解析やアウトカムの多重性に関連する危険を考慮して行う	
一般化可能性（Generalizability）	21	試験結果の一般化可能性（外的妥当性）	
全体としてのエビデンス 　（Overall evidence）	22	現在入手可能なエビデンスに照らした成績の包括的解釈	

（出典：CONSORT 2010 声明（in Japanese/薬理と治療 2010；38（11）：939-949）より抜粋）

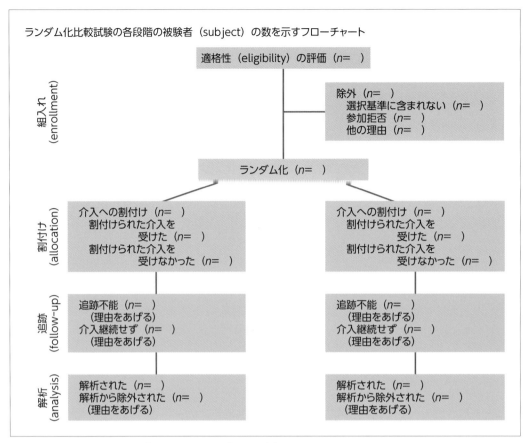

図 7-5　フローチャート（flow diagram）の一例
（出典：CONSORT 2010 声明（in Japanese/薬理と治療 2010；38（11）：939-949）より抜粋）

■オンライン投稿に併行して，印刷媒体や電子媒体の提出

投稿規定をよく読んで，不備のないように提出しましょう.

■参考文献，引用文献の全文提出

投稿規定をよく読んで，不備のないように提出しましょう.

■倫理委員会の承認番号を証明する書類の提出

投稿規定をよく読んで，不備のないように提出しましょう.

◉ 禁！ 二重投稿

　二重投稿は御法度です．二重投稿とは，同じ内容の原稿を二つの異なった学術誌に投稿することです．最近では，二重投稿をしていませんという誓約書が必要ですので，投稿時に確認することがあたり前になりました．以下のような誓約書を投稿時に付けることが義務化されつつあります．

誓約書

○○○○○○○栄養学会
編集委員長　殿

年　　　月　　　日

下記論文は，その内容が過去に他誌に掲載されていないこと，掲載が予定されていないこと，また自己申告による利益相反報告書の内容が正しいことを誓約いたします．
著者名（共著者全員を含む）：署名のこと

_____

_____

_____

_____

_____

_____

◉ 二重投稿の例

パターン1　雑誌Aに投稿したけれど，査読結果からこのままではアクセプトされないかもしれないから，新たに雑誌Bにも投稿しておいて，どちらかでアクセプトされないか待ってみよう．

➡これは，雑誌Aに投稿中ですので二重投稿になります．査読中であるのであれば，編集部に投稿取りやめの連絡を入れてから雑誌Bに投稿をすべきです．そうすれば二重投稿にはなりません．

パターン2　5年前に雑誌Cに投稿した論文を少しアレンジして雑誌Dに投稿しよう．

➡これは，少しアレンジを加えても同じ臨床研究であれば二重投稿になります．今回投稿した内容は5年前に雑誌Cに掲載されているが，読者層が異なる雑誌Dに投稿することで社会的に役に立つと考えたうえで内容をアレンジして，新しい知見を加えて投稿した，とカバーレターに記して，編集部の判断に委ねるしかありません．正直に伝えないで後に公になれば二重投稿として扱われても仕方がありません．

パターン3　1年前に和文雑誌Eに投稿した論文を英訳して英文雑誌Fに投稿しよう．

➡これも正直に理由を述べれば，二重投稿にはならない場合があります．私も経験しました．つまり，以前は和文で投稿したが，日本だけではなく世界にも伝えるべき研究結果であるために改めて英文として投稿したいというパターンです．私が実際に投稿した和文と英文は以下のようになります．二重投稿として扱われませんでした．

【和文雑誌】

レミフェンタニルの使用量が術後回復能力強化に与える影響の検討．

谷口英喜，佐々木俊郎，林　勉・他．

外科と代謝・栄養，2012年，第46巻4号，pp76-83.

【英文雑誌】

The effect of intraoperative use of high-dose remifentanil on postoperative insulin resistance and muscle protein catabolism: a randomized controlled study.

Hideki Taniguchi，Toshio Sasaki, et al.

Int J Med Sci, 2013, Vol. 10, No.9, pp1099-1107.

査読対応

　投稿作業が終了したら，投稿原稿が査読対象になるか，結果を待つだけです．1回目の投稿でアクセプト（投稿受理）は，まずありえません．逆に，1回目の投稿でリジェクト（投稿拒否）は，よくあることです．投稿者としては，願わくは，再投稿の通知が来ることを期待したいものです（図7-1）．

　再投稿が勧められている論文は，修正して再投稿すれば高い確率（75％以上）で受理される可能性があるといわれています．「査読の土俵に乗れば，シメタモノ」です．

　査読は通常，査読委員2名，編集部のトリプルチェックで実施されます．査読結果として，初回の投稿結果が返ってきます．図7-6に一例を示します．投稿者は，査読結果に対して，真摯に対応しましょう．

☑ 再投稿の期限を守りましょう

　期限を過ぎた場合，再投稿の意志がないものと見なされます．締め切りを過ぎた再投稿は，初回投稿として扱われることになります．絶対に，守りましょう．

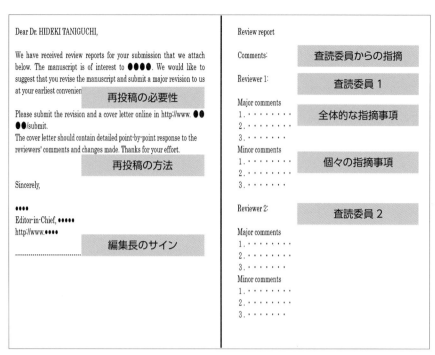

Dear Dr. HIDEKI TANIGUCHI,

We have received review reports for your submission that we attach below. The manuscript is of interest to ●●●●. We would like to suggest that you revise the manuscript and submit a major revision to us at your earliest convenien

再投稿の必要性

Please submit the revision and a cover letter online in http://www. ●● ●●/submit.
The cover letter should contain detailed point-by-point response to the reviewers' comments and changes made. Thanks for your effort.

再投稿の方法

Sincerely,

●●●●
Editor-in-Chief, ●●●●●
http://www.●●●●

編集長のサイン

Review report

Comments: 査読委員からの指摘

Reviewer 1: 査読委員 1

Major comments
1.・・・・・・・ 全体的な指摘事項
2.・・・・・・・
3.・・・・・・・
Minor comments
1.・・・・・・・ 個々の指摘事項
2.・・・・・・・
3.・・・・・・・

Reviewer 2: 査読委員 2

Major comments
1.・・・・・・・
2.・・・・・・・
3.・・・・・・・
Minor comments
1.・・・・・・・
2.・・・・・・・
3.・・・・・・・

図 7-6　初回査読結果のお知らせ（再投稿の勧めとして通知があった）

✓ 再投稿のルールを守りましょう

　カバーレターとして，再投稿のお願いを書きましょう．まずは，査読していただいた行為に感謝の意を示してください．
例）お忙しいところ，本論文をご査読いただきありがとうございました．

　再投稿の方法は「point by point（一つひとつ）」，つまり，査読委員の意見および質問に対して，一つひとつ丁寧に答える必要があります．査読に対して指摘されたところは従って，訂正すべきです．しかし，絶対服従する必要はありません．自分の意見があれば，しっかりと査読委員に意図が通じるように述べましょう．再投稿は一度きりとはかぎりません．何度でも，査読委員と皆さんが納得するまで，やりとり（キャッチボール）をしましょう（図 7-1）．

✓ 査読で指摘される内容，リジェクトになる理由

　論文がアクセプトされない 10 の理由を紹介します．皆さんは，思い当たる節は，ありませんか？

■ ターゲットジャーナル（投稿雑誌）の選択ミス

論文のレベルが，ジャーナルのレベルからかけ離れている．論文の内容が，ジャーナルの主旨と異なっている．

■ 投稿原稿の形式が不適切

原稿の形式が投稿規定に準じていない（たとえば文字数オーバーなど）．提出書類の不備．

■ ライティングが不適切（文法的に正しくない）

文章表現が稚拙，論文体でなく口語体，俗語や造語（特定グループにしか通用しない用語）を使用，主語がない，無意味に長い文章，段落がないなど．

■ 考察が考察になっていない

自分のデータの売り込みになっている．結果の繰り返しになっている．文章が無駄に長い．引用文献の一部抜粋の繰り返しになっている．論理的展開（起承転結）がなされていない．

■ 結果が不明瞭

図表の数値を繰り返し述べている．自分の考えやコメントが盛り込まれてしまっている．生（数値）のデータがなく，パーセント表記しか提示していない．要旨の結果と異なる結果が書かれている．

■ 方法の説明が不適切

方法の説明不足，不適切が原因でリジェクト（査読拒否）されることがもっとも多い．研究デザイン，使用した機器および手順が書かれていない．文章だけで写真や図表を用いていない．方法の説明が，簡易で短すぎる．

■ 研究デザインや統計が不適切

計画書作成の時点で，研究デザインが間違っている．サンプルサイズの根拠が不正確．統計的手法が不適切．

■ 査読後の書き直しと再提出をしない

再提出の期限を守らない．再提出しない旨の連絡をしない．

■ 引用文献が正しく記載されていない

本文中の引用文献番号の記載方法の間違い．本文の引用順番と，文献記載の順番が異なる．文献の記載方法が投稿基準に従っていない．

■ 自分でできないことを他人に託すような内容を記載している

考察や結論に「さらなる研究がのぞまれる」などの無責任な表記がある．実現不可能な課題が提案されている．

✒ 掲載

皆さんの，これまでの苦労が報われる瞬間です．科学的根拠（エビデンス）と業績が生まれるときでもあります．一度味わうと，何度も味わいたくなるはずです．そう思えるようになったら，あなたも立派な研究者の仲間入りですね．至福の瞬間を味わってください．

図7-7 にアクセプトの通知例を供覧します．このときに忘れてはならないことは，共著者および協力者への報告です．論文が掲載されることになったという吉報を必ず知らせてください．別刷りが入手できれば，そこにメッセージを添えて持参すれば，ベストな対応といえます．

例）○○先生，研究では大変お世話になりました．おかげさまで，研究論文が掲載されました．

Ref.: Ms. No. JOAN-D-13-00844 ⇒ 雑誌名，投稿ナンバー，タイトル
Modified ERAS protocol using preoperative oral rehydration therapy: outcomes and issues
Journal of Anesthesia (00540)

Dear Dr Taniguchi, ⇒ 受理のお知らせ

I am pleased to tell you that your work has now been accepted for publication in
Journal of Anesthesia (00540).

Thank you for submitting your work to this journal.

With kind regards

●● ●● ⇒ 雑誌編集長のサイン
Editor-In-Chief
Journal of Anesthesia (00540)

図7-7　アクセプト（掲載受理）の通知例

Coffee break

こんな悩みをお持ちの皆さんに助け船！
「論文投稿支援システム」ご存じですか？

①誰も指導者がいない⇒内容の指導をしてくれる.

②どこの雑誌に投稿したらよいか判断できない⇒投稿先を選択してくれる.

③自分の論文の質がどれくらいか？⇒客観的に評価してくれる.

④英文をチェックしてもらいたい⇒英文の校正作業をしてくれる（全文翻訳は翻訳代が別途発生）.

⑤投稿作業が不安だ（英文でのやりとりも含め）⇒投稿作業の代行をしてくれる.

⑥査読対応が不安だ（英文でのやりとりも含め）⇒査読仲介作業をしてくれる.

　「論文投稿支援システム」は，あなたの煩雑で不安な投稿作業を代行してくれる正規のルートです．これだけやってくれて，6,000 文字くらいの論文で 13 万円弱です．もちろん，①〜⑥の項目別ですと，もっと安価です．初心者の方で，指導者がいないという方には，とてもよいシステムだと思います.

　このようなシステムを活用することは，邪道ではありません．多くの医師は活用していますし，論文作成作業による診療業務への影響を軽減させるという正当な目的のうえでの行為です．著者も時々利用させてもらい，学ぶことも多く，今に至っています．もちろん論文の謝辞に会社へのお礼を忘れずに.

（例）業者による有料の「論文作成支援サイト」エディテージ
　　　https://www.editage.jp

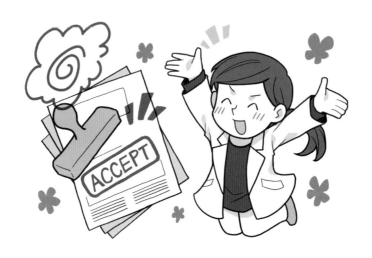

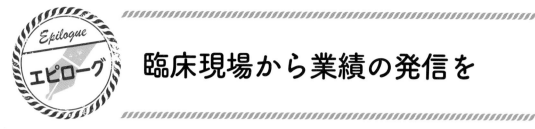

臨床現場から業績の発信を

　本書は，臨床栄養を実践している，これから実践しようという管理栄養士，栄養士の皆さん向けに書きました．日々多忙な臨床業務を行いながらも，臨床研究を実施して，その結果を発信して，皆さんに業績を残してほしいという思いから書きました．本書を読んで，少しでもやる気がわいてきたといっていただけたら幸いです．

　私自身も臨床業務を行いながらの業績づくりを重ねてきました．皆さんにさらにやる気を出してもらうために，大学で研究していなくても，臨床現場からでも業績は発信できるんだという成功例を最後に提示したいと思います．

■ 臨床研究の集大成として応募した小坂二度見記念賞

> ● 小坂二度見記念賞とは
>
> 　日本臨床麻酔学会が主催する記念賞で，臨床麻酔学分野で前年12月までの5年間において最も優秀な学術業績をあげた者1名に授与される権威のある賞です．該当者がいなければ，その年は受賞が見送られることもあります．
>
> ● 選考要件
>
> 　国内外の学術雑誌に掲載された論文のうち，下記の条件を満たすものが対象とされます．
>
> 1) 臨床研究に関するものであること．
> 2) 国内施設で行われた研究であること．
> 3) 前年12月までの過去5年間に刊行された客観的査読を経た1編もしくは一連の研究テーマによる複数論文．
> 4) 応募者がFirst authorあるいはCorresponding authorであることが望ましい．
> 5) 応募者の年齢は問わない．
> 6) 本学会および他学会において，過去に同論文での受賞がないこと．
>
> (https://square.umin.jp/prize/kosaka.html)

医師になって27年間，ずっとあこがれていた賞への応募に挑戦しました．挑戦に踏み切った理由は次の4つでした．

◉本業である麻酔領域において業績を評価されたかった

最近は自分の専門を越えた学会で，本業と異なった業績で有名になっている医師も多くみられます（たとえば，手術を専門とする外科医が栄養関連の学会で業績を上げる，など）．その医師が本業でもトップレベルであることが，専門を越えた学会（たとえば栄養系の学会）の質を向上させると考えます．ですので，私も本業である麻酔領域でトップレベルの評価を受けないと，専門を越えた学会で偉そうなことをいえないなと思い，麻酔領域での応募に踏み切りました．

◉ERAS®の研究に取り組んで10年がたち，方向性を再確認したかった

2007年にERAS®に出合い，臨床研究を重ね，わが国におけるERAS®の普及を進め10年がたちました．ところで，世の中の評価はどうなのだろうか．このまま研究，普及啓発を継続する価値があるのだろうか．もちろん世間では評価してくれているだろうという希望的観測のもと，自分の不安も払拭したいという思いもあり応募に踏み切りました．

◉ERAS®の本家本元において評価されたタイミングで応募したかった

わが国のERAS®関連の論文は，医療制度の違いからなかなか海外では評価されるのが難しい状況でした．たとえば，在院日数の短縮は海外に比べわが国では病院にも患者にもメリットが少ないですし，手術手技の違いがあり術後経過が違いすぎる面もあります．ERAS®のお膝元であるESPENの機関誌に自分の論文がアクセプトされたら応募しようと決めていました．2017年の10月に下記論文がアクセプトされましたので，2018年に応募しようと決意が固まりました．

Effects of goal-directed fluid therapy on enhanced postoperative recovery: An interventional comparative observational study with a historical control group on oesophagectomy combined with ERAS program.
Hideki Taniguchi, et al. Clin Nutr ESPEN；October 25, 2017 Open Access.

◉選考要件が魅力的であった

通常は1編の研究あるいは論文に対して評価がされることが一般的です．

でも，本賞は「前年12月までの過去5年間に刊行された客観的査読を経た1編もしくは一連の研究テーマによる複数論文」が応募要件でした．ERAS®に関しての研究は，とても単独論文では収まりません．5年間にまとめた論文を評価してくれることは，私の研究テーマにぴったりの要件でありました．一つの論文でなく，一連の取り組みに対して評価してもらえる機会は貴重です．応募するしかありません！

　「わが国の麻酔領域における ERAS® の普及および効果に関する研究」として，以下の9つの論文を対象業績として応募しました．

1）Usefulness of enhanced recovery after surgery protocol as compared with conventional perioperative care in gastric surgery.
Takanobu Yamada, Hideki Taniguchi, et al. Gastric Cancer 2012；15：34-41.
2）Safety and efficacy of oral rehydration therapy until 2h before surgery: a multicenter randomized controlled trial.
Kenji Itou, Hideki Taniguchi, et al. J Anesth 2012；26：20-27.
3）Preoperative management of surgical patients by "shortened fasting time"：a study on the amount of total body water by multi-frequency impedance method.
Hideki Taniguchi, et al. Int J Med Sci 2012；9：567-574.
4）Modified ERAS protocol using preoperative oral rehydration therapy: outcomes and issues.
Hideki Taniguchi, et al. J Anesth 2014；28：143-147.
5）Gastric fluid volume change after oral rehydration solution intake in morbidly obese and normal controls: a magnetic resonance imaging-based analysis.
Toshie Shiraishi, Hideki Taniguchi, et al. Anesth Analg 2017；124：1174-1178.
6）The effect of intraoperative use of high-dose remifentanil on postoperative insulin resistance and muscle protein catabolism: a randomized controlled study.
Hideki Taniguchi, et al. Int J Med Sci 2013；10：1099-1107.
7）Feasibility of enhanced recovery after surgery in gastric surgery: a retrospective study.
Takanobu Yamada, Hideki Taniguchi, et al. BMC Surg 2014 Jul 8；14（1）：41. doi：10.1186/1471-2482-14-41.
8）An institutional experience of introducing an enhanced recovery after surgery（ERAS）program for pancreaticoduodenectomy.
Toru Aoyama, Hideki Taniguchi, et al. Int Surg 2016；101：542-549.

9) Effects of goal-directed fluid therapy on enhanced postoperative recovery: An interventional comparative observational study with a historical control group on oesophagectomy combined with ERAS program.
Hideki Taniguchi, et al. Clin Nutr ESPEN 2018；23：184-193 ［October 25, 2017 Open Access］.

　2018 年の 4 月に同賞に応募させていただき，厳重な選考審査を経て，めでたく栄冠を手に入れることができました．自分の臨床研究の集大成となったとともに，またこれからも継続していこうというやる気にもなりました．

　本書を手にしていただき本当にありがとうございました．本書に書いてあることをどんどん実践して，もちろん他の人に教えてあげてもよいですから，業績のまとめ，成果の発信を継続していきましょう．

　また，2023 年 4 月に著者は臨床栄養の生涯教育の場として谷口ゼミを開校しました．本書の内容をはじめ，臨床栄養を楽しく学び直せるコンテンツになっています．読者の皆さんと再び一緒に勉強できればと思います．

　詳しくは，https://taniguchi-seminar.com/ にアクセス下さい．

　最後に，私の思いを一冊の書籍としてまとめあげていただいた医歯薬出版株式会社第一出版部の皆様に感謝の意を表します．

　また，今回は書籍化ということで，より多くの読者の皆様に本書を読んでいただけることを大変嬉しく思っております．

　本書で学んだ皆さんの成果が，晴れの舞台で開花することを夢見て筆を置かせていただきます．

2023 年　谷口　英喜

索引

あ

アウトカム　42
アブストラクト　140
イムラド　18, 82
依頼原稿　126
インパクト・ファクター
　　　　　　　　127, 148
引用と転載の違い　145
引用のルール　144
引用文献　138
英文フォント　107
演題登録　82
エンドポイント　42
オプトアウト　64

か

解析フローチャート　134
カバーレター　152
カラー化　133
患者プライバシー保護に関す
　る指針　51
間投詞　12
業績　1
共著者　141
研究計画書　36
研究組織　55
研究デザイン　40
研究のモニタリング担当者
　　　　　　　　　　56
原著論文　127
原著論文に必要な項目　132
考察の構成内容　137
考察のひな形　137

構造化抄録　82
ゴシック体　106
個人情報　48
コピペ　144

さ

再投稿　158
査読対応　158
査読付き論文　126
査読パターン　148
サブリザルト　94, 134
熟慮期間　63
主評価項目　42
症例報告　126
図下表上　135
スライド作成のテクニック
　　　　　　　　　101
接続詞　142
総説　127

た

体言止め　90
タイトルページ　141
短報　126
ディレクトリ型　29
デジタルポスター　112
同意説明書　60
投稿規定　129
投稿誓約書　153

な

ナビゲーションスライド
　　　　　　　　　104
二重投稿　157
日本臨床栄養代謝学会　68

は

ハゲタカジャーナル　130
発表スライド　88
フォント　103, 106
フォントの色　107
副次評価項目　42
フローチャート　154
ヘルシンキ宣言　70
ポスター発表　110

ま

明朝体　106
メイリオ　106
メインリザルト　94, 134
メタ検索型　29

や

游ゴシック　106

ら

利益相反　52, 72
リサーチクエスチョン　26
リジェクト　159
臨床研究登録　75

倫理審査　46, 67
ロボット型　29
論文検索　32
論文投稿支援システム　162

欧

advance online
　publication：AOP　151
CONSORT　154
corresponding author
　　　　　　　　　153

FINER　31
IMRAD　18, 82
KISSの法則　101
PECO　41
PICO　41
STAR　12

【著者略歴】

谷口　英喜
（たにぐち　ひでき）

1991 年　福島県立医科大学医学部卒業
1991 年　横浜市立大学附属病院にて臨床研修医
1993 年　同麻酔科入局
1995 年　横浜市立大学附属市民総合医療センター高度救命救急センター集中治療室助手
1997 年　横浜市立大学附属病院集中治療部助手
2001 年　神奈川県立がんセンター麻酔科医長
2009 年　神奈川県立保健福祉大学保健福祉学部栄養学科准教授
2011 年　同教授（大学院併任）
2016 年 4 月より　済生会横浜市東部病院周術期支援センター長 兼 栄養部部長，
　　　　東京医療保健大学大学院客員教授
2017 年 4 月より　神奈川県立保健福祉大学大学院看護領域臨床教授
2018 年 4 月より　済生会横浜市東部病院患者支援センター長
2023 年 4 月　臨床栄養の生涯教育講座，谷口ゼミを開校
E-mail：hstani@aol.jp

はじめてとりくむ管理栄養士の研究発表・論文作成

ISBN978-4-263-70852-1

2023 年 10 月 10 日　第 1 版第 1 刷発行

　　著　者　谷　口　英　喜
　　発行者　白　石　泰　夫
　発行所　医歯薬出版株式会社
　　〒 113-8612　東京都文京区本駒込 1-7-10
　　TEL.（03）5395-7626（編集）・7616（販売）
　　FAX.（03）5395-7624（編集）・8563（販売）
　　https://www.ishiyaku.co.jp/
　　郵便振替番号 00190-5-13816

乱丁，落丁の際はお取り替えいたします　　　　　印刷・壮光舎印刷／製本・榎本製本